CÓMO HEMOS CONQUISTADO QUERATOCONO

*Experiencias de primera mano de aquellos
que regresaron a sus vidas despues
de su devastadora enfermedad ocular*

Editado por
Brian S. Boxer Wachler, MD
Líder Mundial especialista de Queratocono

Prologo de Steven Holcomb, medallista de oro olímpico

Cómo Hemos conquistado Queratocono

Para obtener más información acerca de este titulo o para pedir otros libros y medios electrónicos o, en contacto con el editor.

Brian S. Boxer Wachler, MD, Inc., A Medical Corp
465 N. Roxbury Drive # 902
Beverly Hills, CA 90210
310-860-1900
www.keratoconusinserts.com
www.boxerwachler.com
info@boxerwachler. com

ISBN: 978-0-692-49550-6

Imprimido en los estados unidos

*Por favor, tenga en cuenta los resultados indivídúales
de cualquier procedimiento médico pueden variar.
Para averiguar si usted es un candidato o para
tener una revisión de los registros de cortesía,
por favor póngase en contacto con:*

*Boxer Wachler Vision Institute
465 N. Roxbury Drive, Suite 902
Beverly Hills, CA 90210
Phone: 310-860-1900
email: info@boxerwaehler.com*

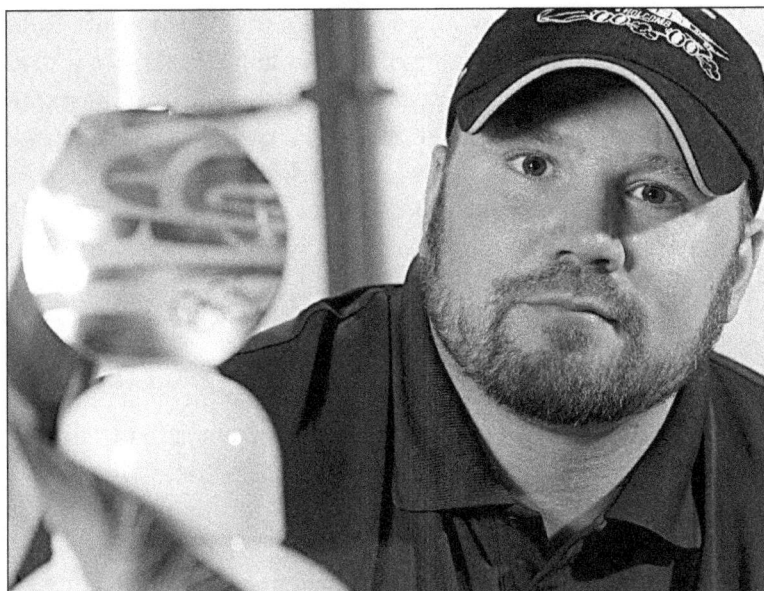

Prólogo de Steven Holcomb,
Medallista de oro olímpico

Me diagnosticaron con queratocono en algún momento en la década de 2000. No puedo precisar una fecha porque, francamente, nadie podía en realidad decirme si lo tenía o no. Es una enfermedad que en sus primeras etapas pueden ser difícil de diagnosticar. Yo no era diferente. Pasé años rebotando de un oftalmólogo a otro, cambiando mis recetas y consiguiendo un segundo, un tercero, y cuarta opinión. Acabé viendo doce médicos diferentes, pero aún sólo tenía un pronóstico: lentamente me iré ciego entonces tendría que tener a un trasplante. Eso iba a ser mi vida y eso es todo. Fin de la historia.

Brian S. Boxer Wachler, MD

Fue después de los juegos Olímpicos de invierno 2006 en Turín, Italia, que yo sabía que mi vida había terminado, al menos como yo lo vi. Los trasplantes de córnea son bastante común en estos días y la gente se las arreglan para llegar por ese camino, pero eso no era lo que me preocupaba. Mi vida era bobsleigh. Había pasado la mayor parte de 8 años en ese momento trabajando duro y subiendo mi camino al nivel de este deporte en los Estados Unidos y también en el nivel de clase mundial. A los 26 años edad, yo era el mejor bobsledder en el país, y en mi camino a ser el mejor en el planeta. Todos los ojos estaban puestos en mí para ganar la próxima medalla olímpica de los Estados Unidos. Todo lo que había trabajado tan difícil, todo el sacrificios que había hecho, los años de dedicación y perseverancia iba a ser en vano, y todo porque no podía leer una tabla optométrica.

Fue a finales de 2007, cuando me enteré de Dr. Brian y su tratamiento C3-R. Un ex bobsledder, ahora doctor, había mencionado que él había oído hablar de un nuevo procedimiento que puede ayudar a mi problema. Me lo explicó un poco y me dio un número de teléfono. Ahora, en este momento lo único que podía pensar era, "He visto a 12 especialistas, todos dicen que no hay cura, y que un trasplante es la única opción. Sin embargo, este hombre en Beverly Hills, me va a dar unas gotas para los ojos, ¿voy a mirar sobre una luz y voy a ser curada?" Obviamente hay más a la ciencia que eso. Pero en la superficie que es exactamente lo que parecía. Por desgracia, yo estaba en un punto en mi vida que realmente no importa si funcionaba. Iba ver hacia un luz y hacer currado milagrosamente, o no estar currado. De cualquier manera, yo no tenía nada que perder.

Finalmente me reuní con Dr. Brian el 25 de diciembre de 2007. En realidad, fue a mitad de temporada para mí, y yo estaba en mis vacaciones de Navidad de bobsleigh. No estoy seguro que si sabía quién yo era en ese momento, la mayoría de personas no lo hicieron, y desde bobsleigh es un deporte bastante desconocido en comparación a las ligas profesionales, que realmente no esperaba mucho. Hablamos un poco y para ser honestos, fue una visita refrescante. Había visitado a 12 especialistas antes y oído nada más que malas noticias. Esto fue diferente. Había un tono muy diferente, había un sentido diferente en la conversación. Cuando un médico tiene un mal pronóstico, no importa que sea muy leve, todavía era noticias mal y no hay forma de ocultarlo. Anteriormente, siempre había una tensión. Sin embargo, no fue así con el Dr. Brian. No tuvo mala noticia que dar, al fin él está allí para dar buenas noticias.

Tuve el procedimiento C3-R ® ese mismo día. Fue totalmente sin dolor excepto el aburrimiento de estar allí por 30 minutos. No traje nada de música para escuchar cómo me dijeron, así que pague las consecuencias. Una vez que todo terminó, el Dr. Brian me dio algunas gotas regulares para mantener los ojos húmedos y me mandaron en camino. Llegué al día siguiente para una cita postoperatoria, y todo estaba bien. Digo bien, porque nada era diferente. Yo llevaba los mismos contactos, no tenía dolor, ninguna molestia. Por lo que pude ver nada sucedió

De cualquier manera, me hizo una cita para regresar en marzo después de la temporada de bobsleigh así que podía el trabajar en corregir me visión. Así que me fui y volví a lo que hago mejor, bobsleigh.

Mi queratocono había progresado bastante en los últimos años y estaba consiguiendo una nueva receta cada 4 a 6 semanas. Cuando volví en marzo, me di cuenta de algo que no estaba esperando. Habían pasado 13 semanas y yo seguía con las mismas lentes sin un problema. De hecho, en realidad estaba viendo un poquito mejor. Yo no lo habría creído a mí mismo si yo en realidad no lo veo con mis propios ojos. Fue increíble, tal vez había algo a este C3-R ®, y que en realidad funcionaba. ¿Podría ser tan fácil? Si fue.

Me opere del Visian ICL™ el 6 de marzo de 2008 y mi vista cambio desde el 20/1000 a 20/20 en el ojo derecho y 20/15 en la izquierda. Fue mi primera "Medalla de Oro", una segunda oportunidad de vida. Un año después, casi hasta la fecha 1 de marzo de 2009 me convertí en el primer estadounidense a ganar un Campeonato del Mundo de Bobsled título en 50 años. Casi 2 años después de mí procedimiento el 27 de febrero de 2010 yo fue el primer estadounidense en ganar una medalla de oro olímpica desde 1948, una sequía de 62 años. Sin mi vista, nada de eso habría sido posible.

Soy un campeón olímpico. He batallado, luchado en el campo de juego y he ganado. Pero antes de eso, luche la batalla de queratocono con la ayuda de Dr. Brian. Anterior de esto mi vida continuaba descontrolar. La situación no miraba bien y no tenía mucho tiempo. Definitivamente no tenía tiempo suficiente para alcanzar todo mi potencial como atleta y ganar más títulos y medallas mundiales que cualquier otro bobsledder americano. Mi encuentro con el Dr. Brian cambió todo y yo no estaría aquí hoy sin él.

Puedo sentarme aquí y decirles lo genial Dr. Brian es, cómo el C3-R ® procedimiento cambió mi vida y porque tiene que hacerse lo hasta que esté azul en la cara. Pero en general, una persona no importa. Por lo que sabemos, tal vez yo tuve suerte. Bueno, estás a punto de leer la historia a historia de individuos que tienen historias similares a la mía, cada uno de ellos sea un éxito. La prueba está en las páginas.

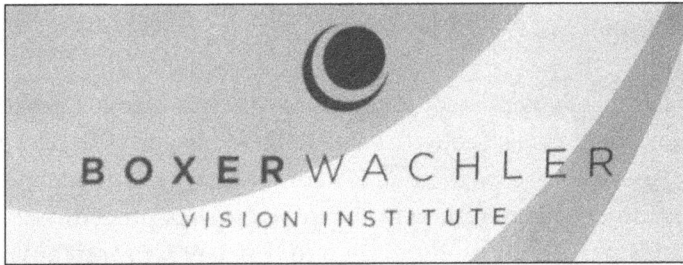

Introducción

Queratocono a menudo es en un terrible enfermedad progresivo de los ojos. Hay un lado verdadero, humano en cada problema médico y no es diferent con queratocono. Desde el comienzo de mi carrera, he escuchado con atención a las innumerables historias de vidas destrozadas por queratocono. En aquellos tiempos, el estándar era un procedimiento invasivo y doloroso trasplante de córnea.

"Dr. Brian" S. Boxer Wachler

Como cirujano de córnea estaba rutinariamente la realización de trasplantes de córnea para queratocono temprano en mi carrera, pero yo también presenciaba lo que difícil era la recuperación de las personas, las complicaciones y la forma en que era disruptivo para su vida: de 6 a 12 meses para recuperarse fuera de la escuela, el trabajo, etc.

Una noche de 1999, tuve un sueño de desarrollar algo nuevo para el queratocono. Las personas con queratocono requieren un "médico defensor", ya que realmente no había ninguna. En 1999, me propuse para ser su defensor e inventar nuevos tratamientos

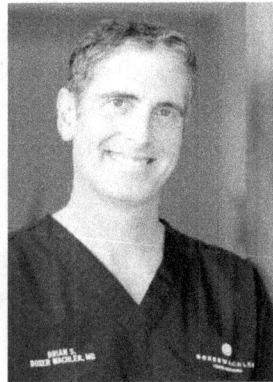

1

menos invasivos para queratocono. Muchos colegas me dijo: "Brian, córnea trasplantes funcionan bien. No gastes tu tiempo."

No ceder a la presión de los compañeros, seguí adelante y dedicado en mi carrera para inventar mejores procedimientos para las personas con queratocono. **En 1999, prácticamente nadie había oído hablar de Intacs ® para Queratocono cuando empezó.** Yo sabía que estaba trabajando. Colegas médicos dijeron que debería dejar de hacer Intacs ® y continuar hacer trasplantes de córnea. Pero *vi los pacientes felices con su vida restaurada, las "fracturas curadas".* Continúe con la investigación y afinar Intacs ® para el queratocono para que los pacientes se podría evitar una córnea trasplante. Tal vez esa es la razón de mi trabajo con Intacs ® no fue popular con mis compañeros.

Ahora, después de tantos años, estoy encantado de que Intacs ® tiene convertido en un tratamiento principal para el queratocono en nuestra práctica.

Incluso teniendo en cuenta mi éxito con Intacs ® es a menudo dramáticamente mejorar la visión, reconocí de pronto de que Intacs ® no podría tratar la causa subyacente de queratocono, cual se debilita las fibras de colágeno en la córnea. **Este modo, las personas con visión mejorada de Intacs ® aún podría sufrir una progresión de sus queratocono, por lo tanto potencialmente empeorar lo mejoramiento de Intacs ®.** Necesitábamos un procedimiento complementario para estabilizar la enfermedad.

Esta es la razón, en 2003 comencé innovando el entrecruzamiento del colágeno para queratocono e invente C3-R ® Sistema que fue diseñada para estabilizar queratocono. Encontré que el proceso de utilización de nuestra solución de entrecruzamiento patentado combinado con una luz ultravioleta especial **no invasivamente** puede estabilizará el queratocono. Usted leerá cómo y por qué hemos cambiado el nombre del procedimiento a Holcomb C3-R ® tras el bobsledder estadounidense Steven

Holcomb. **También encontramos se producen los mejores resultados cuando Holcomb C3-R ® se combina con Intacs ® al mismo tiempo.**

Ahora, después de tantos años **estoy encantado de que mi sueño original se ha hecho realidad para las personas con queratocono.** Este libro ilustra cómo se pueden recuperar las vidas de personas y el número de personas han conquistado sus propio caso de queratocono, al negar el condena de los médicos "solo tiene dos opciones de los contactos duros o trasplante de córnea." <u>Finalmente estamos en una nueva época para los tratamientos.</u>

Saludos Cordiales,

Brian

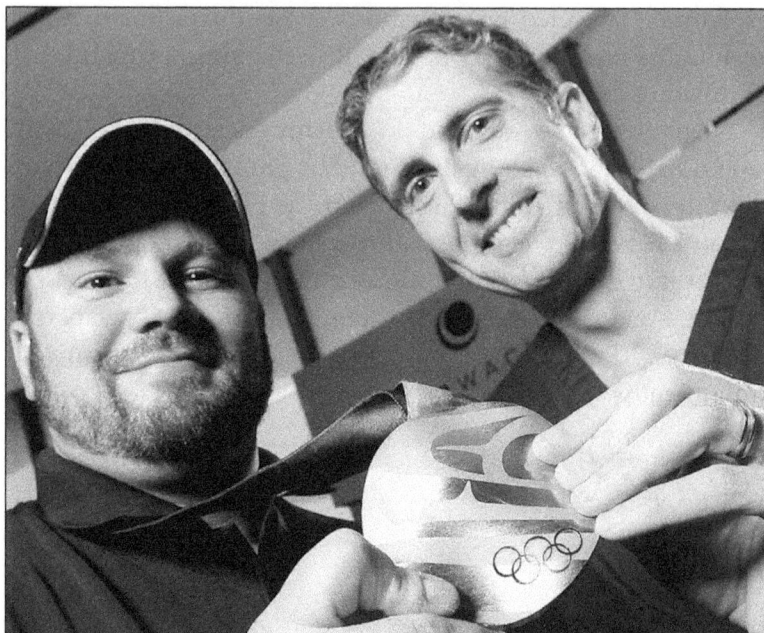

El Cuento Histórico de Steven Holcomb . . . de la Ceguera al oro olímpico

Desde que era un niño creciendo en Park City, Utah, *Steven Holcomb soñaba de ganado el oro olímpico* y no pasó mucho tiempo antes de aprendió a dominar el poder y la velocidad de uno de los más peligrosos deportes: bobsleigh. Steve subió a las filas de los conductores de bobsleigh y llevó a Estados Unidos ganzas sólidos en los Juegos Olímpicos de 2006. El futuro era luminoso. *Pero en 2007 una enfermedad ocular en riesgo de ceguera cambió todo.*

Steven explicó, "me diagnosticaron queratocono. Mis ojos comenzaron a degenerar con el tiempo. En 2007 yo estaba a punto a perder la vista o tener un trasplante de córnea. Y de cualquier manera que me iba a poner a de este deporte." Sueños de oro olímpico podrían haber desaparecido para siempre. Steven fue devastado, pero tuvo una última oportunidad cuando el médico del equipo lo mando a Dr. Brian para C3-R ®. Después de C3-R ® de trato su Queratocono, lentes insertables se coloca detrás del iris de Steven, restaurarando la visión de Steven a 20/20 y dándole la oportunidad de hacer una regreso increíble.

Despues del procedimiento Steven dijo: "Una vez que eres capaz de ver, las cosas se abren de nuevo, eres mucho más confidente. Puedo salir y conducir y utilizar mis conocimientos de la forma en que son destinados a ser utilizado." <u>En el caso de Steven, fueron utilizaron sus habilidades para ganar los Estados Unidos su primera medalla de oro olímpica en bobsleigh desde hace 62 años.</u> Steven explicó: "Me he enfocado en ganar una medalla de oro desde que era un niño y que en realidad puede estar sentado aquí con un oro medalla es un poco irreal".

Dr. Brian explicó: "Tan pronto como Steven y su equipo fueron anunciados como los ganadores del oro, mis emociones sólo me superó. Yo estaba llorando, las lágrimas corrían por mi cara. Yo estaba abrazando a todo el mundo. "Pero aún más poderoso era el respuesta por parte del público estadounidense y de la gente de todo el mundo que escribió miles de correos electrónicos y cartas a compartir cómo La historia de Steven inspiró a alcanzar nuevas alturas de los suyos.

Steven dice: "Me dieron una 'segunda oportunidad' y ahora MUCHISIMAS otras personas pueden tener una "segunda oportunidad" con estos procedimientos que el Dr. Brian ha realizado casi todos los días desde 2003 para los pacientes que vienen de todo el mundo".

Debido al reconocimiento mundial Steven llevó a la C3-R ® procedimiento, que pasó a nombrase de nuevo "Holcomb C3-R ®" en el programa de televisión *The Doctors* el 9 de abril de 2010. *Esto marco el primer tiempo un procedimiento se nombró en honor a un atleta olímpico.* Steven y Holcomb C3-R ® ahora son mundialmente famosos.

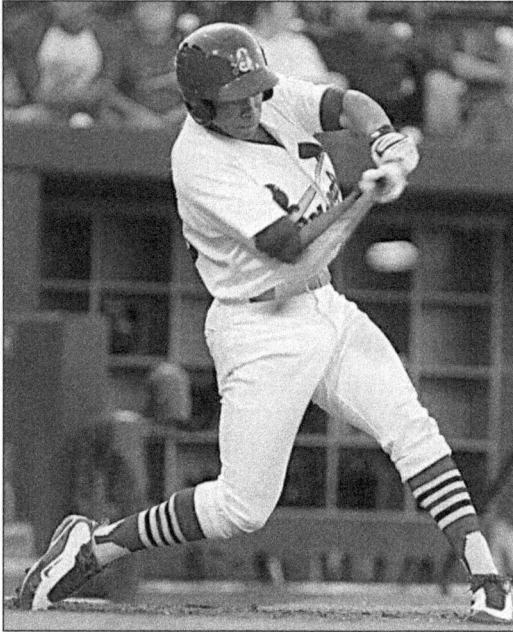

Tommy Pham

Como un jugador de béisbol de los cardenales, me di cuenta de mi visión rápidamente se puso mal hace un par de años. Mi representante sugirió que debo revisarme la vista. Fui al centro comercial, un médico local de los ojos, y se puso unos anteojos recetados para mí. Entre la temporada que llevaba las gafas. No sentí que me ayudaban. Todavía estaba ponchando mucho, así que me deshice de ellos. Después de la temporada en 2009 mi director me sugirió que fuera a St. Louis y ver nuestro oftalmólogo del equipo. Allí es cuando me diagnosticaron con a los principios de queratocono.

Desde 2009 he estado usando lentes de contacto permeables al gas, que me ayudó a ver mejor y ayudé a mi bateo y mi reacción tiempo para el balón desde la outfield. Entonces que se dio cuenta de lo importante visión es lo que hago como un jugador de béisbol.

Por desgracia, mi visión empezó a empeorar, incluso con los lentes de contacto permeables al gas. Las cosa comenzaron a aparecer borrosa todo de nuevo. Se estaba haciendo más difícil para leer las cosas y procesar visualmente las cosas. La pesadilla regresaba. Me dijeron un MITO GRANDE que las lentes de contacto permeables al gas frenan la el queratocono. Ellos no-el queratocono sólo se pone peor y peor y usted tiene que seguir recibiendo nuevos contactos para mantener el ritmo con el deterioro.

Con gracia me dijeron que el Holcomb C3-R ® del Dr. Brian fue muy útil e inocua y pudo detener el queratocono. *Mi investigación, el Dr. Brian no sólo es el mejor médico queratocono en el mundo, sino que también se preocupa por sus pacientes.* No se puede poner unprecio a eso "campeón del mundo" combinación.

Después del procedimiento Holcomb C3-R ® me sorprendió que realmente **fue una experiencia libre de dolor** y fui de nuevo al 100% de mi actividades normales al día siguiente e incluso poner mis contactos de nuevo. He pasado por la cirugía "auténtico" dos veces antes y no tengo salido llorando de dolor. Aquí, con el Holcomb C3-R ®usted está en la silla súper cómoda, relajada, con los pies levantaban de 30 minutos. Y ya está. Es una experiencia muy relajante. Te tratan muy bien aquí. Eso siempre es una ventaja. **¡Gracias Dr. Brian por salvar mi carrera en el béisbol!**

—Tommy Pham, jugador de béisbol
Intacs ® y Holcomb C3-R ® en 2011

Brian S. Boxer Wachler, MD

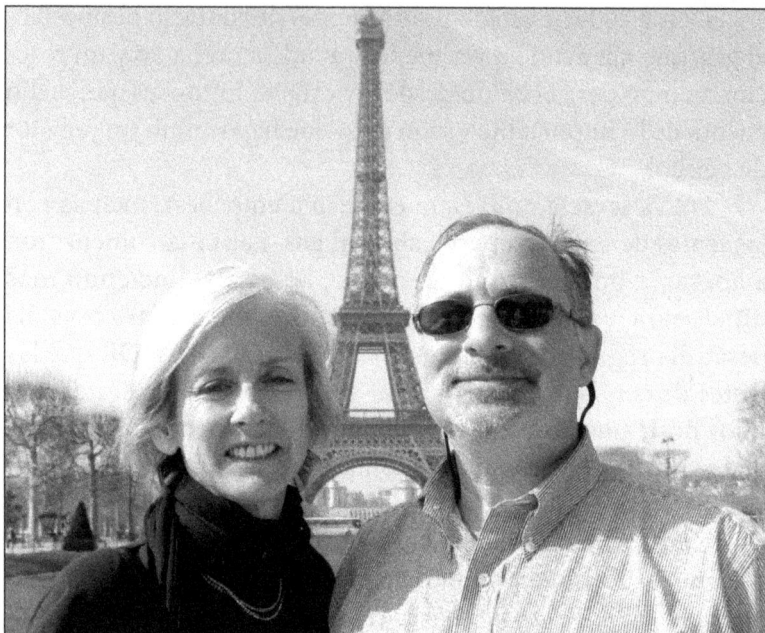

¡Médico-Paciente goza muchos años de continua estabilidad después de Holcomb C3-R ®!

Como médico, cuando me di cuenta de algo fuera de orden con mis ojos fui al oculista y me dieron lentes de gafas. Nunca me acostumbre a mis gafas y deje de usarlos. Acerca de 2 años más tarde, *me puse progresivamente fastidiado con la distorsión en el ojo izquierdo.* De nuevo me dijeron que tenía astigmatismo, recibí gafas, me canse de ellos, deje de usarlos, y detuve pensar en ello.

Otros 4 años pasaron y una noche, cuando estaba <u>conduciendo a casa del trabajo, me di cuenta de que apenas podía leer los letreros de las calles debido a la distorsión y borrosidad increíble</u>. ESTABA ATERRIZADO PARA DECIR LO MENOS.

Fui a mi oftalmólogo que me miró, hizo algunas pruebas y me dijo que tenía queratocono. Hice una investigación y me enteró de que <u>tenía una condición incurable y progresiva que resultaría en llegar ciego legalmente y en trasplantes de córnea</u>.

Fui al oculista local y me midió para lentes diseñados especialmente para queratocono. Pero YO NUNCA PUEDE TOLARAR LENTES DUROS y por eso fue por el camino de mis gafas en el cajón, que queda sin utilizar. Traté lentes de contacto blandas, fue lo mismo.

Durante esta prueba, me enteré sobre el Dr. Brian y Intacs® con Holcomb C3-R®. En ese tiempo parecía muy experimental, sin embargo alentando. Dr. Brian me aconsejó recibir Holcomb C3-R® y Intacs®. Me operé hace unos siete años.

<u>Tengo una vida normal y he experimentado, en lugar de la progresión, una mejor significativa</u>. ¡Me gustaría dar gracias a Dr. Brian por el regalo invalorable que me ha dado, mi vista!

—Howard D. Epstein, MD, en el sur de California
Intacs® y Holcomb C3-R® en 2005

Conozca Sus Opciones De Tratamiento Obtenga Un Reviso GRATUITO De Su Registros Medico por el Dr. Brian

1. Solicite una copia de su examen de la vista más reciente con mapas de córnea de color (topógrafos) de su médico

2. Describa su situación en una hoja de portada con el mejor número de teléfono y correo electrónico para comunicarnos con usted

3. Escanear y enviar a: info@boxerwachler.com, o por correo a:

Boxer Wachler Vision Institute-KC Revisión de Registros
465 N. Roxbury Drive, Suite 902
Beverly Hills, CA 90210

Si tiene alguna pregunta, por favor llámenos al 310-860-1900. Despues del reviso de Dr. Brian, nos comunicaremos para comentar.

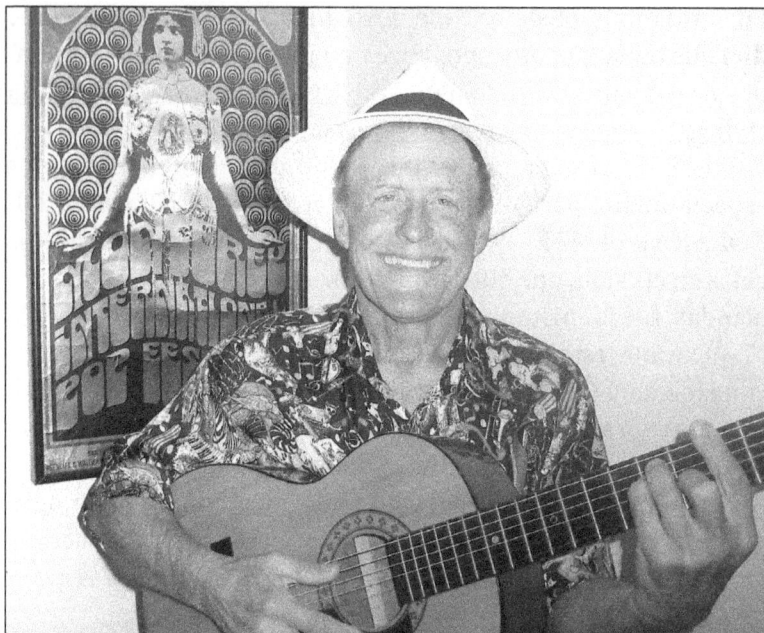

Conquistando los Blues de Queratocono

Los *Blues* de Queratocono – Escrita por Don Basseri

V1

```
G            C     G
```
Dr. Boxer Wachler, es un nombre extraño para decir,

```
        A7    D
```
sin embargo, él fue el que se levantó, para salvar el día.

```
G            C     G
```
Él me dio esperanza cuando mi futuro no estaba claro,

         D   G

innovador Dr. B, siempre es bienvenido aquí.

V2

G   C   G

A7   D

Quedándose ciego es una cosa miedosa, hasta puede hacer un hombre maduro llorar, cuando las señales en la carretera desaparecen ante sus propios ojos.

G   C

G   D

Él tiene un procedimiento sencillo, y funcionó como un truco de magia,

    G

Si tuviera que escoger a un hombre del año, el Dr. B sería mi selección.

V3

G   C   G

A7   D

Todos los otros médicos dijeron que no que pudieran hacer nada, la compasión triste en sus ojos acabo agregando a mis Blues.

G   C   G

El regalo de la vista significa más que nada lo que puedo decir,

        D   G

con el toque creativo del Dr. B estoy agradecido cada día.

                  —Don Basseri, Norte de California

                  Holcomb C3-R ® en 2008

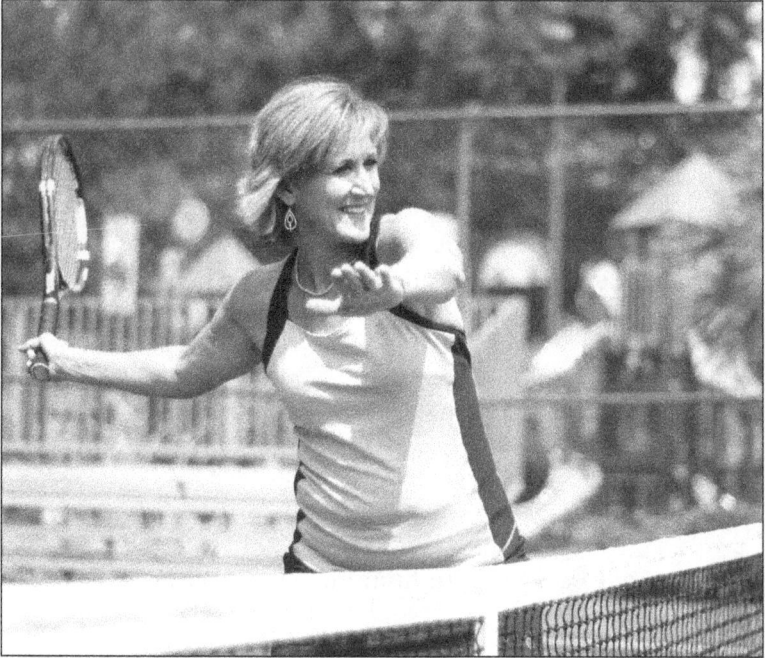

¿Trasplante de Córnea? ¡No es para mí!

Si usted siente que no hay esperanza, anímate porque <u>si hay ESPERANZA</u>! El queratocono es una enfermedad que mucha gente no sabe aún existe. Yo fui una de esas personas. En mis años 20 me diagnosticaron con queratocono, aquí comenzó un largo y frustrante de prueba y error, tratando de encontrar algo que iba a funcionar. *Me acuerdo la desesperación que sentí.*

Después de probar muchos contactos, el médico me dijo que básicamente la mejor opción que tenía era un trasplante de córnea. No sabía qué hacer y no fue informado de ninguna otra opción. **Finalmente decidí buscar el mejor médico para**

realizar la cirugía a través de búsqueda "Queratocono" y descubrí Dr. Brian.

Empecé a leer su página web y vi que había otra opción. Envié mis registros oculares para revisar y encontró que yo era un candidato para Intacs ® y Holcomb C3-R ®.

Viajé a California y Dr. Brian realizo Intacs ® y Holcomb C3-R ® para revertir y estabilizar el queratocono y mejorar mi vista. ¡Estaba tan emocionada y aliviada de que no tuve que hacerme el trasplante de córnea!

Continúo seguir Dr. Brian y todos los increíbles procedimientos disponibles para los pacientes con queratocono y cuatro años después me sometí el procedimiento Visian ICL™. *¡Ahora no tengo que usar lentes de contacto!* Honestamente puedo decir que Dr. Brian me ayudó a empezar la vida de nuevo.

No se puede poner precio a nuestra vista, ¡sino que afecta todo lo que hacemos! ¡Gracias Dr. Brian por su estudio diligente en la invención de técnicas y procedimientos para ayudar a los pacientes con queratocono como yo misma encontrar ESPERANZA otra vez! ¡Estoy eternamente agradecida!

—Kay Kisser, Florida
Intacs ® y Holcomb C3-R ® en 2005
Visian ICL™ en 2009

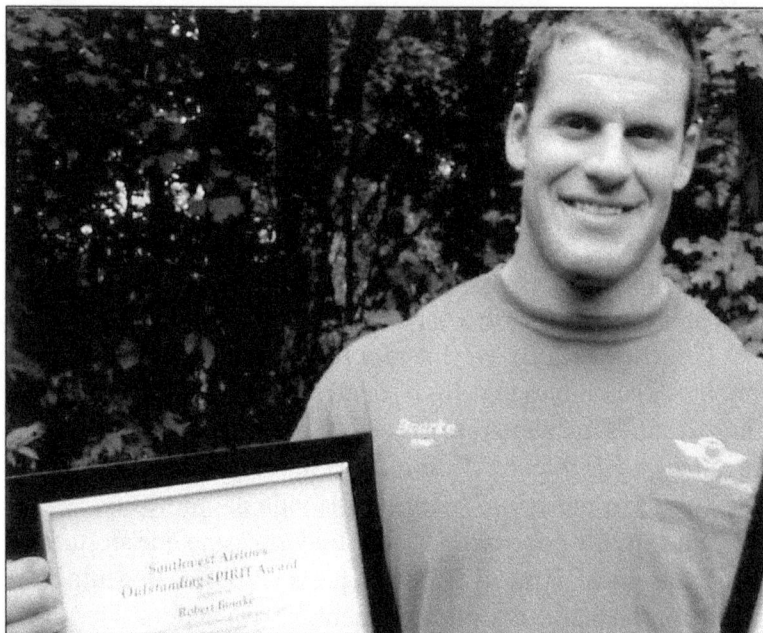

Bobby Bourke

B obby estaba viviendo la vida en un borrón. Tenía que sostener su teléfono móvil plazo de dos centímetros de su nariz para hacer una llamada o un mensaje de texto. Tendría que sentarse dos pies de distancia de la televisión en la sala. No podía reconocer a las personas, incluso amigos, que eran simplemente 10 pies de distancia.

Entonces Bobby y su esposa Cassi vieron Steven Holcomb en los Juegos Olímpicos de Invierno 2010 en Vancouver ganar el oro. Cassi hizo su investigación que la llevó ella y Bobby a Dr. Brian. El realizó Holcomb C3-R ®, Intacs ® y CK. Decir Bobby consiguió un nuevo contrato de arrendamiento en la vida sería un eufemismo. La siguiente carta de sus padres dicen lo que

DR. BRIAN:
Hello! Enclosed is a photo of Bobby
Bourke, our son, and one of your
successful KERATOCONUS patients. He's holding
a "certificate of completion" and an "outstanding
spirit award" for his new job at Southwest
Airlines. He is a "RAMP AGENT", one of those
guys you see moving luggage, guiding in the
planes with those lights they hold and pushing
the plane out with those little, but very
powerful little CARS. He loves his new job. And
we don't think it would be possible if we
hadn't heard about you + gotten the treatment
he needed. He can be a productive Asset
to society instead of ending up on
disability, which he would have HATED.
We can not thank You enough! You are truly
our hero!
                    Bob + Rhonda Bourke

                    Industry PA 15052

Thank you a million times!

habitualmente ocurre después que Dr. Brian ayuda a las personascon queratacono.

Traducción:

Dr. Brian:
Hola. Enviado es una foto de Bobby Bourke, nuestro hijo y unos de tus pacientes exitosos de queratocono. Está demostrando un "Certificado de Completacion" y "Esfuerzo Excepcional" en su nuevo trabajo con Southwest Airlines. Él es un agente de rampa del aeropuerto, uno de esos muchachos que ves trasladando los equipajes, guiando los aviones con esas luces y empujando los aviones con eso pequeños pero muy potentes coches. Le encanta su nuevo trabajo. Esto no sería posible si no hubiéramos sabido de ti y realizado el tratamiento que necesitaba. Él es una persona activo, productivo de la sociedad en vez de terminando discapacitado en que él hubiera <u>ODIADO.</u>
¡No podremos darte más gracias! ¡Tu eres nuestro héroe!

Bob y Rhonda Bourke
Industry, PA 15052

¡Gracias a millones!

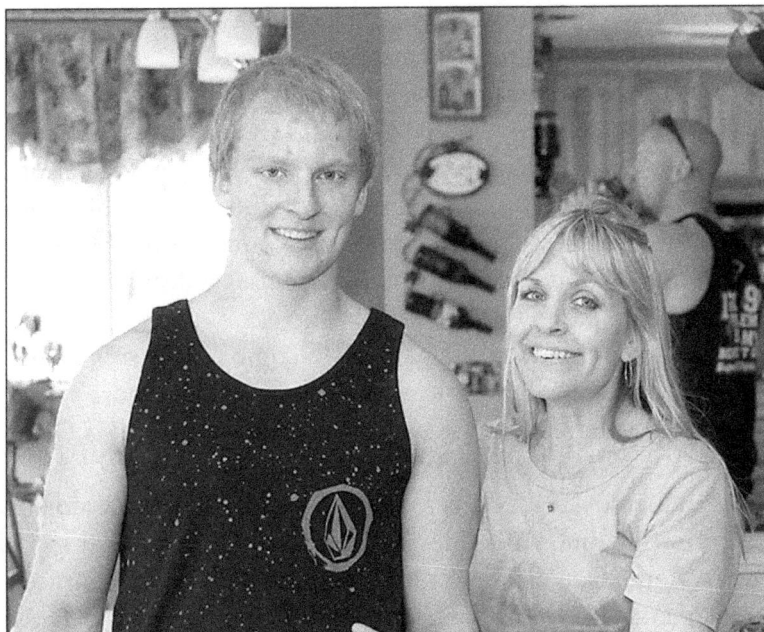

¡Holcomb C3-R ® rescata adolescente!

Mi hijo Connor tenía quince años de edad cuando comenzó a luchar a ver. En realidad no se los metió en la cabeza hasta que nos lo llevamos para obtener su permiso de conducir. Fracasó el examen de la vista y se le dijo que probablemente necesitaba gafas. Una semana más tarde Connor fue diagnosticado con queratocono y informado de que un trasplante de córnea podría ser en su futuro.

Para algunos, anteojos recetados pueden ayudar, pero Connor necesitaba usar lentes de contactos rígidos. Empezamos a ir a las citas casi todas las semanas, ya que era tan difícil a medir Connor. Su visión fue pronto 20/70 y empeorando. Connor fue referido a un especialista para las pruebas de queratocono y ella sí pudo a lograr una receta y medida bien.

Luego nos encontramos con la historia de Steven Holcomb. Nos inspiramos y emociono. Me decidí a hacer algunas investigaciones y me enteré que Holcomb C3-R ® podría evitar que se deteriore aún más. Hablé con todos sus profesionales de la visión sobre el procedimiento, y ellos nos animaron a conseguirlo. Envié los registros de Connor a Dr. Brian para revisar y decidió que era un candidato para Holcomb C3-R ®.

Me programado la cita para el Holcomb C3-R ® sobre ocho meses después de diagnosticar a Connor. ¡Ha sido ahora varios meses desde del C3-R ®, y él está haciendo excelente! SUS OJOS HAN DETENIDO EN SUS CAMINOS.

Estábamos en el oculista casi todas las semanas cuando nos enteramos de que tenía queratocono, y nos sentimos sin esperanza a no hacer nada para mantener los ojos de empeorasen rápidamente. **El Holcomb C3-R ® nos dio la opción para detener a esta enfermedad** y estamos muy agradecidos a Dr. Brian por hacer esto posible.

—Becky, madre de Connor, Norte De California
Holcomb C3-R ® en 2010

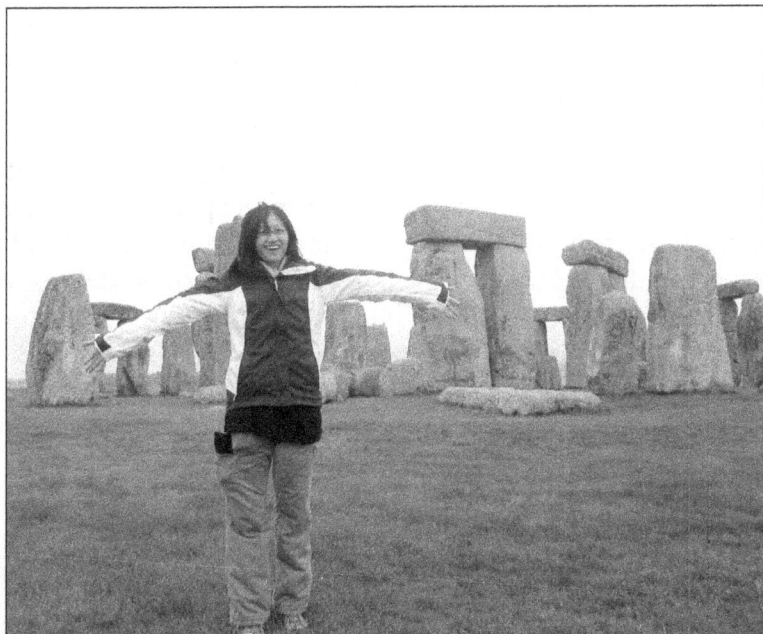

Médico local le dijo a ella
"El queratocono no es curable"

Siempre supe que había algo malo en mis ojos. Cuando yo tenía cuatro años, ya estaba en gafas. Sentí que mi visión variado día a día, hora a hora. Empecé a usar RGP (los lentes rígidos permeables) cuando tenía 22 años, pero yo quería corregir mi visión.

Yo sabía que no era un candidato para la cirugía con láser, debido a mis ojos inestables pero no podía resistirse a una consulta. Fue en esa cita que me enteré de lo que estaba mal con mis ojos-queratocono. Fue liberado y deprimente al mismo tiempo. Fue liberando porque finalmente sabía lo que era mal, pero deprimente porque el médico dejó en claro que esto era progresivo y dijo: "**El queratocono no es curable**," y "hay tratamientos limitados que sólo detendría lo inevitable. "Me sentí desesperada por una alternativa de cualquier tipo.

Entonces conocí a una mujer llamada Dolores que tenía queratocono y ¡se había tratado con éxito! Ella me recomendó al Dr. Brian que realizó la cirugía. Sintiéndome un poco desesperada, decidí ir a Beverly Hills para el procedimiento de Holcomb C3-R ®.

Cuando fui para el examen inicial y la consulta, Dr. Brian me preguntó acerca de mis esperanzas y respondí: "Yo realmente gustaría ver sin anteojos o lentes de contactos, pero si eso no se puede evitar, por lo menos a que evitar que mis ojos se empeoran" Reconoció mis esperanzas y me dijo que había un procedimiento que me daría un 50% de probabilidades de ver 20/20. En cumplir 27 años estaba viendo 20/20 sin anteojos o lentes de contacto. ¡Fue un sueño hecho cierto! ¡No podría estar más feliz!

—Alice Tsai, el sur de California
Holcomb C3-R ® y Visian ICL, 2009

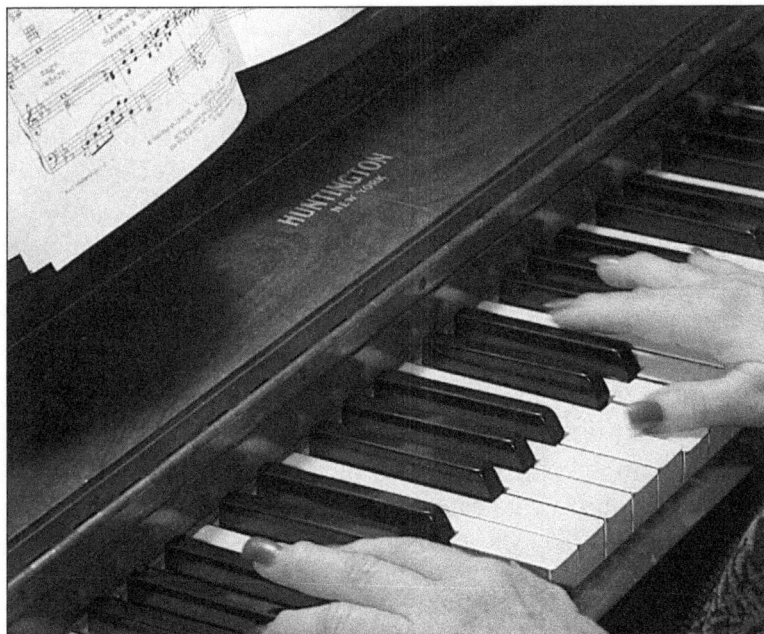

¡15 años de batalla se acaba!

A los 40 años me diagnosticaron queratocono bilateral por mi oftalmólogo, que me remitió a una evaluación de un especialista de trasplante de córnea como mi única esperanza para tratamiento. Estaba devastada. **Desde hace 5 años el cono en mis córneas se deterioró rápidamente.**

Después de usar los lentes duras permeables al gas durante algún tiempo, el queratocono se detuvo y los trasplantes no eran necesarios para el momento. Entonces me recetaron lentes de contacto blandas Saturno con un centro duro. Pronto comencé rechazarlos y experimentar frecuentemente lesiones de la córnea. Después de más de 15 años de esta experiencia DOLOROSA con mis córneas, me enteré de un nuevo procedimiento quirúrgico que se realiza para corregir el queratocono.

Después de algunas averiguaciones, me puse en contacto con el Dr. Brian que pensó que era un buen candidato para Intacs ®. Entré en su oficina para las pruebas de la córnea, y al día siguiente tuve la cirugía. ¡A seguir un tiempo muy corto de recuperación, me fui a desayunar y pude LEA LAS PEQUEÑAS LETRAS en la jarra de mermelada sin mis lentes de contactos!

Fue medido con lentes blandas y una prescripción para gafas, pero incluso sin ellos puede moverme por la casa sin cualquier problema. Antes, sólo podía ver las siluetas y sombras de los objetos cercanos sin gafas. Tuve la cirugía hace cinco años y medio, ¡y mi vida ha cambiado y mejorado mucho desde aquel día! Quiero aprovechar esta oportunidad para expresar una vez más mi profunda gratitud agradecimiento a Dr. Brian.

—Clara G. Navarro, México
Intacs ® y Holcomb C3-R ® en 2005

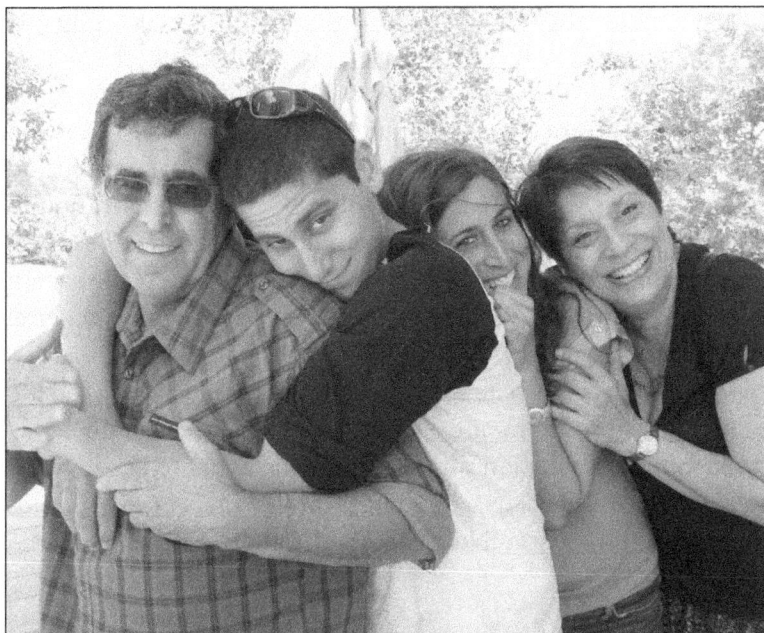

Mi hijo fue diagnosticado con queratocono

Cuando mi hijo tenía 14 años recibimos notificación de su escuela que su examen de rutina reveló un problema y que teníamos que consultar con un oftalmólogo. Fuimos a ver a uno y se nos dijo que tenía queratocono. Lleve mi hijo a nuestro optometrista, pensando que sólo necesitaba gafas. Nuestro optometrista inmediato se dio cuenta del problema y nos sentamos para explicar lo que era queratocono, lo que podría suceder, y que opciones teníamos.

Me entregó una lista de expertos en el campo y nos dijo que las "Buenas noticias" es que si empeoraba, siempre podía conseguir un trasplante de córnea. Me fui a la computadora y comencé a investigar queratocono. Me encontré con un sitio que describe una nueva técnica llamado Holcomb C3-R ®. *Dentro de una semana hicimos una cita con el Dr. Brian.*

Mi hijo no era el más tranquilo o silencioso de los niños, sin embargo, cuando cepillaron la solución de Crosslinking Solución en sus córneas y brillaban la luz sobre ellos, él estaba tranquilo y cooperativo. **No sentía dolor o cualquier molestia después.** Nos dijeron que él era su paciente más joven por lo que no sabían la eficacia estaría en él, pero si era necesario, se podría tener el tratamiento de nuevo en el futuro.

Ya han pasado siete años y cada cita que he tenido ha sido lo mismo, ¡absolutamente estable! Como madre, siendo capaz de encontrar la solución y ayudar a mi hijo a mantener su visión fue la mejor recompensa. Su vida es tan normal como todos los demás a su alrededor. ¡No podría pedir nada más que eso!

—Dina Golan, Madre de Tal, Israel
Holcomb C3-R ® en 2005

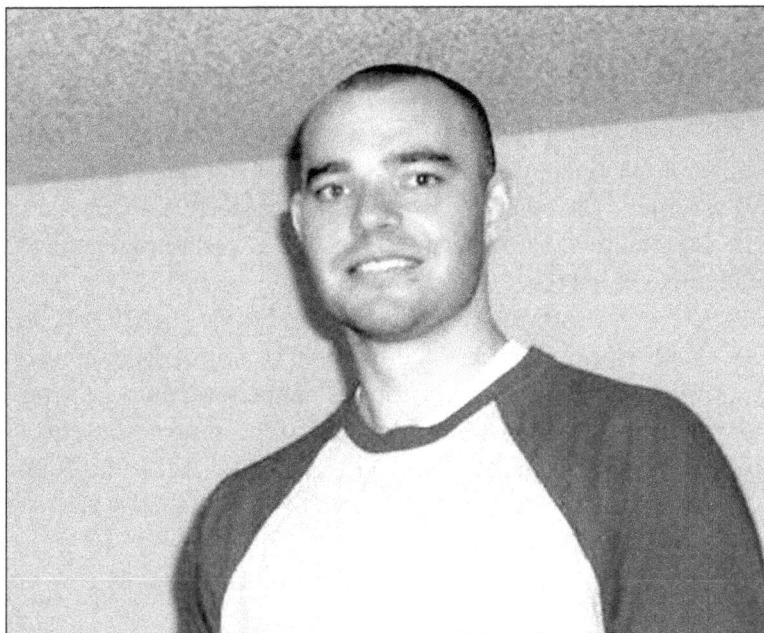

Queratocono después de LASIK

*E*n 2001 tuve la cirugía con láser, y cerca de siete años después me di cuenta que tenía algo mal en mi ojo derecho. Médicos me dijeron que tenía una enfermedad ocular llamada queratocono en mi ojo derecho. Todavía no estoy seguro si mi problema del ojo se debió a que el láser la cirugía o de queratocono.

Yo estaba un poco preocupado porque no sabía nada del queratocono o cómo afectaría mi visión, por lo que decidí hacer algunas investigaciones. **Encontré el sitio web de Dr. Brian, y lea sobre sus procedimientos y cirugías.** Definitivamente estaba contento de saber que había algunas opciones disponibles y que no estaba solo. Pedí que el Dr. Brian revisara mis registros oculares para ver lo que sería un candidato.

En marzo de 2010, tuve la oportunidad de obtener el Holcomb C3-R ®, Intacs ®, y procedimiento de CK de Dr. Brian. Yo estaba un poco nervioso al primero, pero todos los procedimientos fueron bien. Me sentí muy relajado y cómodo durante cada procedimiento y cuando acabé, estaba muy contento de que fui adelante con los tres tratamientos.

Un mes más tarde tuve la oportunidad de probar los contactos en mi ojo derecho. Definitivamente puedo decir una gran diferencia en mi visión con los contactos. Me siento muy afortunado de haber mejorado mi visión como tanto con la ayuda del Dr. Brian. ME HA AYUDADO A MEJORAR MI VIDA COTIDIANA A MI TRABAJO HASTA PARA JUGAR BALONCESTO CON AMIGOS.

Me siento muy afortunado de que fui a través con los procedimientos.

—Bryon Lukso, Arizona
Intacs ®, CK y Holcomb C3-R ® en 2010

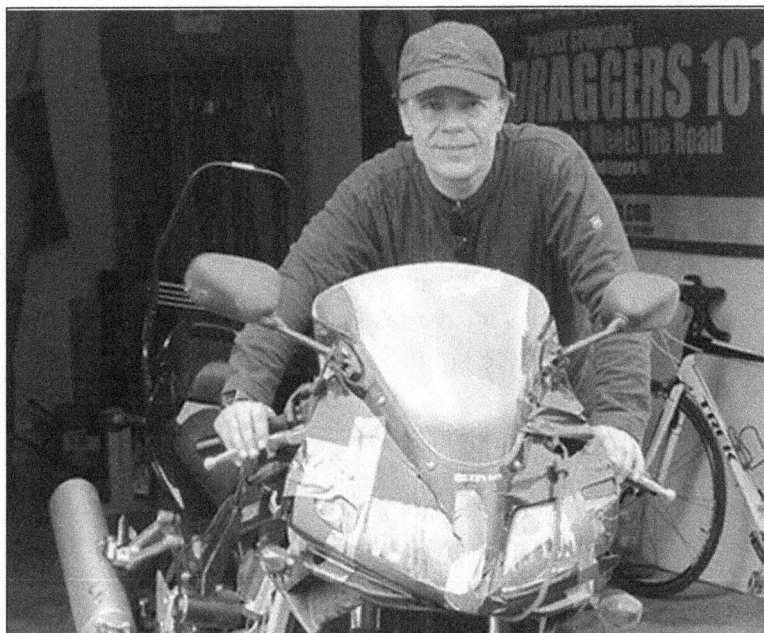

¡Me dio libertad!

He tenido queratocono durante unos 10 años. <u>Por muchos años mi condición de queratocono me negó la posibilidad de usar los lentes de contactos</u>. Deportes, motociclismo, ciclismo, artes marciales e incluso mis actividades laborales requieren numerosos pares de gafas. **Anhelaba la libertad de mis gafas.**

Recientemente, se me informó que un estudio de Crosslinking se estaba iniciando en el área de Washington DC, donde vivo. Consideré aplicar, pero después de una investigación cuidadosa y la consideración que me di cuenta que estaría mejor servido por ir al cirujano renombrado que había sido pionero en la técnica y el Dr. Brian me hizo un reviso de mis registros de me medico ocular en Virginia.

¡La experiencia y los resultados valió bien la pena del vuelo de 2,700 millas!

<u>Los resultados fueron mejores de lo que esperaba, y el personal de la oficina es el mejor que he tenido.</u> Me sentí seguro en las habilidades profesional de cada miembro de la oficina que encontré. Lo mejor parte fue los cálidos aspectos y amabilidad del personal que te tratan como de la familia. **Los resultados de la Holcomb C3-R ®, Intacs ® y CK son que puedo llevar cómodamente un lente de contacto en el ojo derecho bien, cuando antes no podía.**

Mi visión próxima también ha mejorado y tengo 40 años de edad. <u>Ahora estoy experimentando la libertad que esperaba</u> *y estoy en condiciones de participar mejor en las actividades que disfruto tanto.* **Incluso si usted vive a una gran distancia, el Dr. Brian y su personal se mantienen en contacto con usted**, sea sensible a sus inquietudes o preguntas, y te hacen sentir como un miembro de su familia, esta ha sido mi experiencia.

—Chris Medvigy, Virginia
Intacs ®, CK y Holcomb C3-R ® en 2010

Conozca Sus Opciones De Tratamiento Obtenga Un Reviso GRATUITO De Su Registros Medico por el Dr. Brian

1. Solicite una copia de su examen de la vista más reciente con mapas de córnea de color (topógrafos) de su médico

2. Describa su situación en una hoja de portada con el mejor número de teléfono y correo electrónico para comunicarnos con usted

3. Escanear y enviar a: info@boxerwachler.com, o por correo a:

Boxer Wachler Vision Institute-KC Revisión de Registros
465 N. Roxbury Drive, Suite 902
Beverly Hills, CA 90210

Si tiene alguna pregunta, por favor llámenos al 310-860-1900. Despues del reviso de Dr. Brian, nos comunicaremos para comentar.

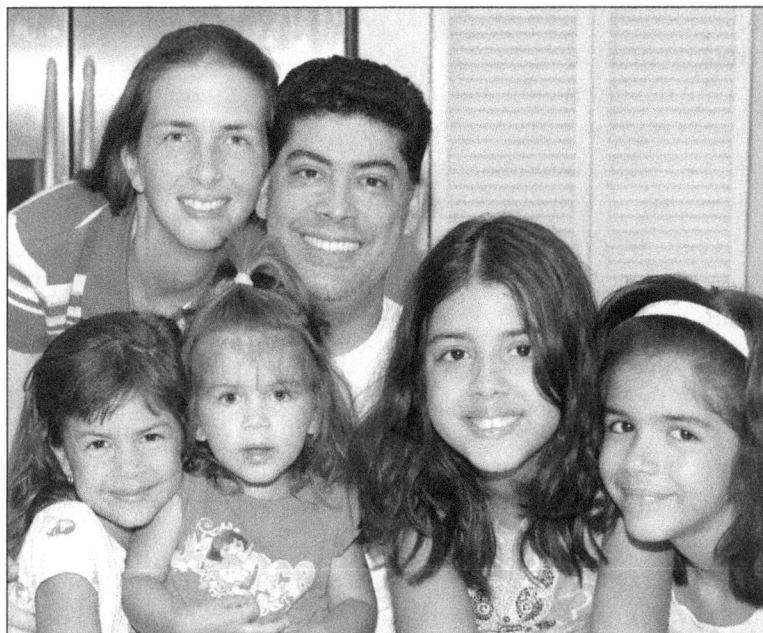

¡Cambio de Prescripciones Dejado!

A los 5 años, tuve mi primer par de gafas. Fui creciendo se convirtió en una molestia y comencé a buscar una alternativa. Contactos parecía ser la respuesta. Después de un tiempo que estaba tratando de encontrar otra solución. Luego me enteré de LASIK. Estaba pronto para inscribirse en el procedimiento. Recibí los resultados que estaba anhelando.

Lamentablemente, sólo disfruté visión perfecta durante aproximadamente tres meses después necesitan gafas de nuevo. EL ASTIGMATISMO EMPEORO contra mi miopía original. Mi receta constantemente cambiaba. Entonces, me diagnosticaron queratocono. **La cuenta atrás para un trasplante de córnea había comenzado.**

En desesperación, me dirigí a la Internet para una solución del queratocono y esto me llevó a Dr. Brian. Antes de reservar mi vuelo yo estaba interesado en ver lo que pensaba el, así que envié mis registros oculares. <u>En mi alivio, me dijo que en realidad si era capaz de ayudarme y entre unas semanas tomé un avión a Beverly Hills</u>. Recuerdo claramente cuando Dr. Brian me preguntó lo que mis metas eran en lo que respecta a mi visión. Sin dudarlo, le contesté para salvar a mis córneas.

Después del procedimiento Holcomb C3-R ®, en conocer a Dr. Brian y dándome cuenta de que competente de un médico sea, inmediatamente me sentí cómodo y confiado con mis ojos a él. Dr. Brian recomendada que podría mejorar mi visión en tener Intacs ®.

Gracias al Dr. Brian ya no tengo que preocuparme por un trasplante de córnea y disfruto me visión mejorado—Dr. Brian es la única persona en quien confío para ayudarme a obtener visión 20/20.

—Ernesto Perez, Florida
Intacs ®, Holcomb C3-R ® y PRK en 2008

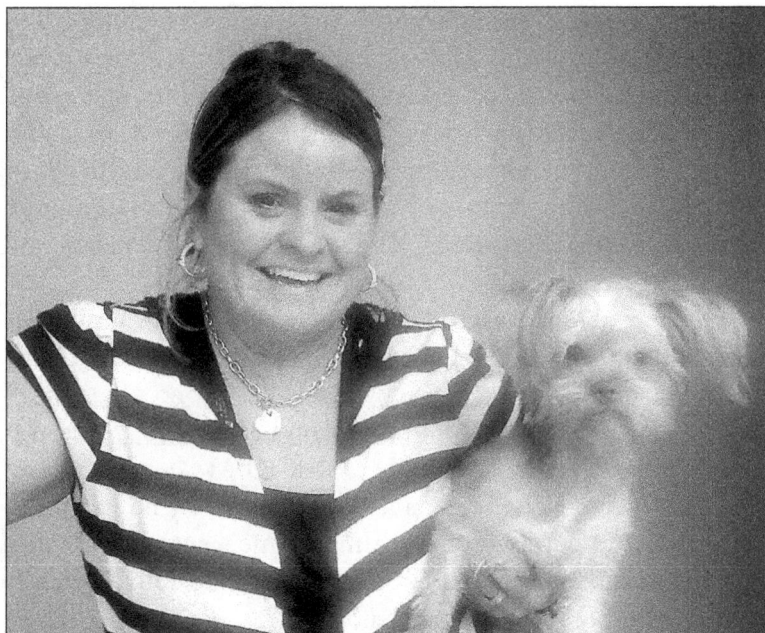

Me escapé de la maldición de las lentes de contacto dolorosas

Me diagnosticaron con queratocono en 1999. <u>Como paciente, uno nunca sabe hacer preguntas acerca de cosas que no tienes ninguna idea que existe</u>. NADIE mencionó las opciones para mí, excepto eventualmente un trasplante de córnea. <u>Yo estaba aterrorizada en rechazar los trasplantes</u>.

Después de 4 años de gafas, me dijeron que mi visión ya no podía ser corregida. Entonces conocí a un especialista queratocono que me trato de medirme en lentes de contacto de queratocono. Procedí a ir a través de varios tipos hasta que un día las lentes estaban causando un dolor insoportable. Mi peor pesadilla se realizó. Mi ojo derecho necesitara un trasplante. Yo frenéticamente comenzó a buscar una alternativa y me encontré en la página del Dr. Brian.

En mi próxima visita al especialista corneal mis esperanzas eran fracasado como me dijeron que despediré la idea de Holcomb C3-R ®. **Más tarde, un amigo me llamó entusiasmado sobre Steven Holcomb y cómo había tratado sus queratocono por un médico en Beverly Hills.** Después de darme cuenta de que era el Dr. Brian, yo sabía que he encontrado una salida.

Mi ojo derecho estaba fuera de la reparación y tuve un trasplante. Entonces vi el Dr. Brian que me evaluó mi ojo izquierdo. Después de recibir Holcomb C3-R ® ¡ya no vivo con el temor de la progresión del queratocono en mi ojo izquierdo! ESTO MISMO NO TIENE SOLO PRECIO.

Yo soy capaz de usar una lente de contacto y no he tenido ningún tipo de problema. ¡Finalmente me siento libre! Estoy muy agradecida por el conocimiento que tiene Dr. Brian. Sin él habría tenido ni un trasplante sino dos.

Gracias Dr. Brian y su personal, que hacen una diferencia.

—Amy Bet Bryan, el sur de California
Holcomb C3-R ® en 2010

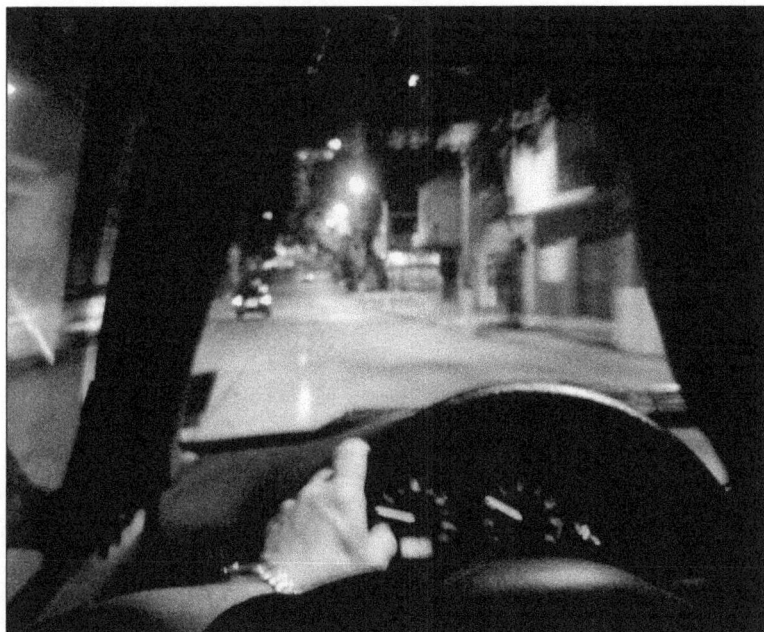

Ahora puedo conducir en la noche

Que tal yo tenía un problema de queratocono más pronunciado en el ojo izquierdo, se me realizo la operación Intacs®, dicha operación a mí me ayudo a mejorar mi vista ya que antes de esto yo no distinguía letras chicas a distancia y después si las puedo ver con facilidad esto es lo que se refiere el ojo Izquierdo, <u>yo tenia un problema cuando conducía de noche siempre terminaba mareado,</u> y con esta operación lo supere por completo ahora puedo manejar las horas que sean y no me mareo. **Por esto le doy las gracias al doctor Boxer**

Brian S. Boxer Wachler, MD

Wachler por haberme ayudado a corregir mi vista y a superar del mareo cuando conduzco de noche.

—Ignacio de la Rocha Cruz, Southern California
Intacs and Holcomb C3-R in 2009

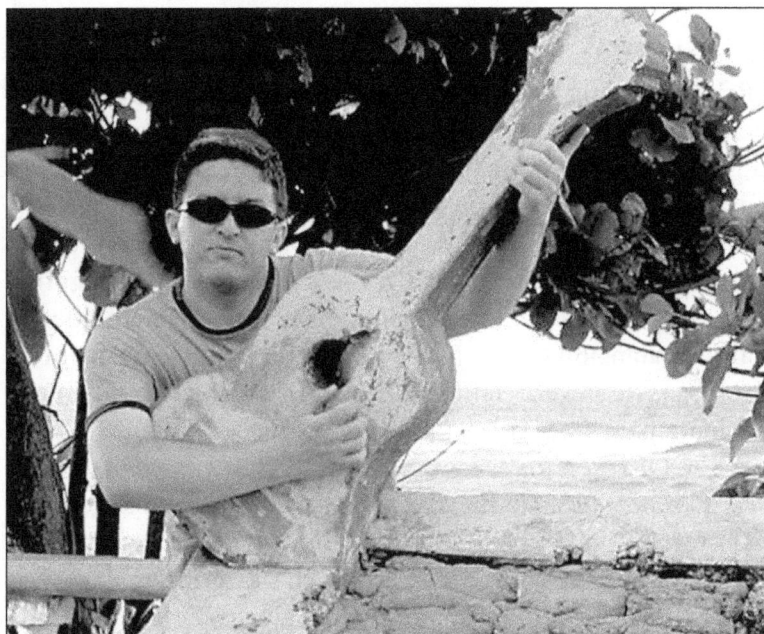

¡Cada Dólar Que Pagué Conto Porque Ya No Vivo Con El Temor De Necesitando un trasplante!

A los 26 años me diagnosticaron con queratocono. Mientras mis ojos empeoraban intenté varios lentes diferentes hasta el punto en que no había nada más que hacer, pero conseguir un trasplante de córnea.

Entonces me decidí a educarme sobre queratocono a través de Internet. Me di cuenta que no estaba solo, pero que había un montón de gente mucho peor que yo. Me sentí agradecido por donde estaba y que no era peor. Al mismo tiempo parecía que había hecho todo lo que he podido y que el siguiente punto era un trasplante de córnea, pero eso era un paso demasiado. <u>Tenía que HABER algo entre lo que tenía yo y un trasplante.</u>

Luego lo encontré. Descubrí Dr. Brian. Esto era lo que yo estaba buscando. Leí todos, miré los videos, y contacto su oficina. Yo tenía un presupuesto para pagar el procedimiento, pero si se detiene la progresión de mi queratocono, ¿no sería digno? Tomando el trasplante de córnea fuera de la ecuación para siempre valdría el presupuestario.

Yo estaba nervioso. Con cualquier procedimiento médico, siempre hay riesgos, *pero ÉSTE parecía una obviedad*. Programe una cita y reservé un vuelo a Los Angeles. Lo primero que me llamó la atención de Dr. Brian y su personal fue eran fuera de los rasgos de Beverly Hills. Fueron muy amables, agradable, y paciente para responder a todas las preguntas, de PRIMERA CATEGORIA en todos los aspectos.

El procedimiento fue más fácil de lo que esperaba. Después del procedimiento me fui al hotel y dormí. El día siguiente fue un seguimiento y entonces yo estaba en mi camino a casa. Los procedimientos eran absolutamente valen toda la pena, cada dólar que pagué, yo ya no vivó en miedo.

Cuando voy al médico de los ojos, ya no tengo esos ataques de miedo preguntándome "¿cuánto se ha cambiado ahora" o "cómo mucho más cercano estoy al trasplante". **Mi ojo izquierdo no ha tenido cambios en la visión, ya que tenía Holcomb C3-R ® en 2007.** Eso es cinco años de la misma receta! Todavía estoy en 20/20. Esto es un regalo sin duda y la razón principal de este regalo es por Dr. Brian. No sólo es un gran médico, pero él realmente se preocupa por sus pacientes y su personal.

Si hay algo que me arrepiento en este momento, es que hubiera oído sobre el Dr. Brian mucho antes. Pero que ya que no tal vez tú puedes. Usted no tiene que vivir con miedo. ¡Hay esperanza! ¡La tecnología existe!

—Collin Johnson, Texas
Holcomb C3-R ® en 2007

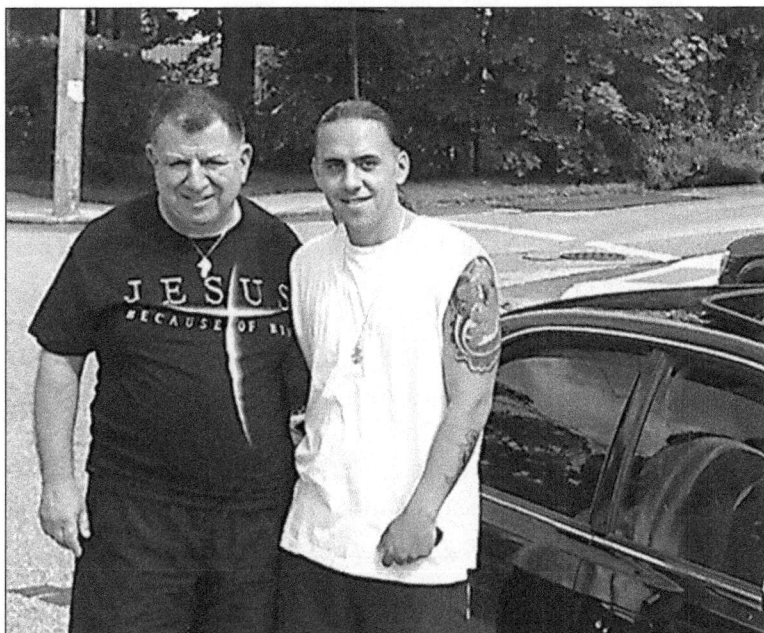

Cirugia de Intacs ® Mal Calculada y Realizada En Otros Lugares Corregido Por El Dr. Brian

Yo había estado teniendo mi visión borrosa y distorsionada de cerca de un año cuando me diagnosticaron queratocono a los 15 años. *Me preocupaba que nunca tuviera una vida normal y con el tiempo me quedare ciego.* Después de mucha investigación encontré un gran sitio del Dr. Brian, pero decidí ir primero a un médico de gran prestigio cerca de mi casa para la cirugía Intacs ®. Por desgracia, la operación no fue como planeado. Después de hacer la incisión algo salió mal con los aparatos y no fue capaz de poner los Intacs ®. Meses después, cuando mi ojo se había recuperado de la cirugía fallida, el médico quería volver a operar. Pero me sentí incómodo después de lo que pasó la primera vez.

En mi corazón yo sabía que quería el Dr. Brian para hacerlo, pero el costo era demasiado para mi familia.

Dr. Brian me proporcionó una revisión gratuita de mis registros y determinó que era posible solucionar los problemas. Con la ayuda de mi iglesia, tuve la oportunidad de Dr. Brian hacérmelo. Su personal era tan agradable y me hizo sentir como en casa. Dr. Brian explicó mi opciones y seguí adelante con Intacs ®, CK y Holcomb C3-R ®.

¡El año pasado PASE MI EXAMEN DE LICENCIA PARA CONDUCIR! Veo bastante bien ahora sin gafas y puede usar lentes de contacto blandas. Quisiera dar las gracias al Dr. Brian y su personal por su excelente atención, realmente un gran médico y el personal. Doy las gracias a mi familia que estaban decisivo en mi curación, mi iglesia, y sobre todo a Dios. Como dice la canción, "Una vez era ciego y ahora veo."

—Giancarlo Murillo, Nueva York
Intacs ®, CK y Holcomb C3-R ® en 2008

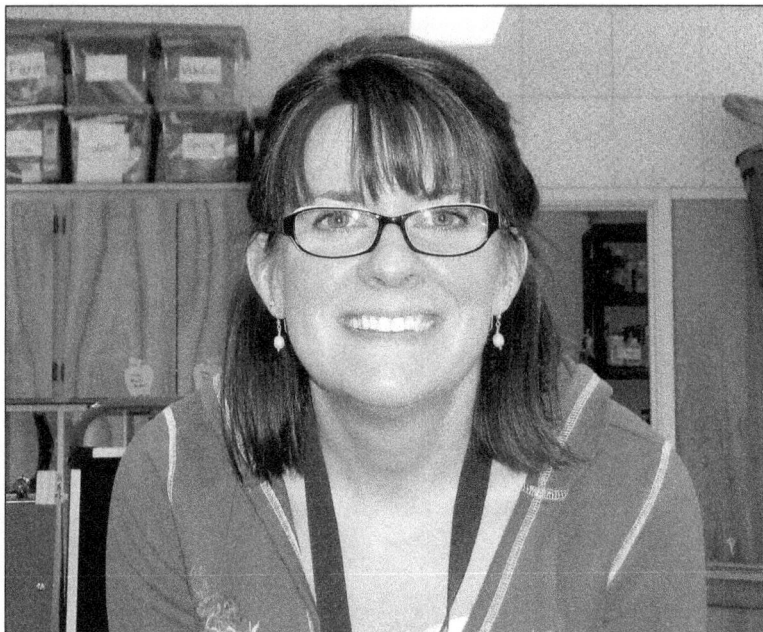

¡Fue un milagro!

En 2006 me di cuenta de que mi visión a distancia no era tan clara como había sido. En realidad, estaba ahora en el punto en que tenía que entrecerrar los ojos para ver con claridad. Fui a un oftalmólogo local que me refirió a un especialista en córnea y me diagnosticaron con queratocono. Tuve varias citas de seguimiento con los especialistas y me informaron que iba a llegar a necesitar un trasplante de córnea.

Sin embargo, había un médico en Beverly Hills, invento un procedimiento que yo podría ser una candidata. **La decisión no era "si" yo tendría la cirugía-más bien qué tipo de cirugía yo tendría.**

En 2008, después de hacer una investigación exhaustiva para yo misma, decidí ponerme en contacto con el Dr. Brian. Hice una cita y fui a verlo. Él y su personal eran realmente atentos y amables. Dr. Brian decidido que yo era un buen candidato para Intacs ®, Holcomb C3-R ® y CK. Dr. Brian declaró que, debido a la intolerancia de un lente de contacto para corregir la visión, esta cirugía, aparte de un trasplante de córnea, era mi única opción.

Me operaron, y la siguiente mañana, quedé sorprendida de encontrar que sólo un día después de la cirugía ya podía ver funcionalmente en ambos ojos. **¡Fue un milagro!** Han pasado poco de cuatro años desde mi cirugía exitosa con el Dr. Brian. MI VISION ES ESTABLE y ESTOY FELIZ DE MI ABILIDAD USAR GAFAS para corrección mínima en mí vista.

¡Estoy eternamente agradecida con Dr. Brian!

—Gretchen Gooby, Arizona
Intacs ®, CK y Holcomb C3-R ® en 2008

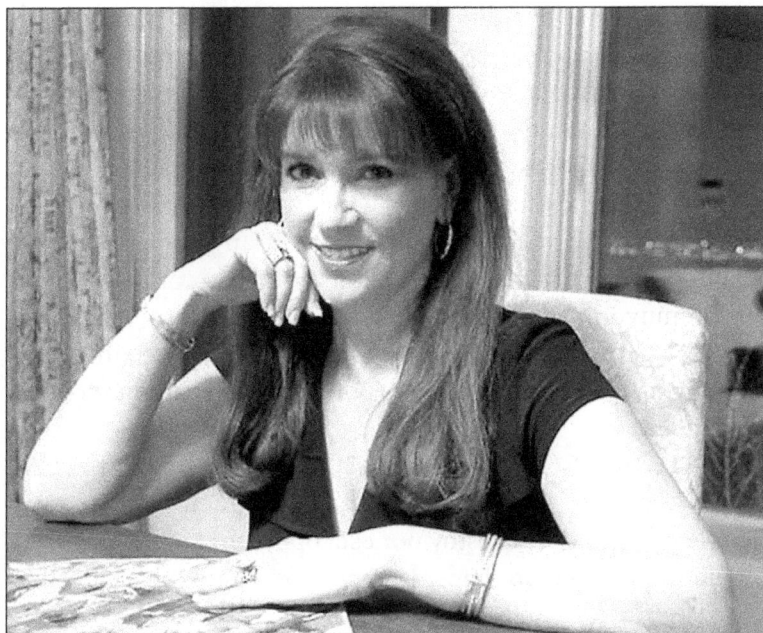

¡Sí! ¡Ahora puede usar lentes de contacto blandas!

Hace quince años me diagnosticaron queratocono. Los tratamientos disponibles son lentes de contacto duros y los trasplantes de córnea. Mi oftalmólogo me aguantara en él debido porque en el futuro, probablemente habría algún tipo de procedimiento para queratocono, pero no sabía qué o cuándo.

Yo estaba medida con lentillas duras y miraba bien con ellos, pero era DIFICIL USANDO LENTILLAS DURAS. Después fui medida con lentillas Synergeyes. Ellos eran cómodos y mi visión era 20/20 hasta que se empañaban.

Sintiendo desesperación, empecé a investigar cualquier posible tratamiento para el queratocono y encontró Dr. Brian. Volví a mi oftalmólogo y me dijo que <u>había llegado a un punto donde iba a necesitar un trasplante de córnea</u>. **Sin embargo, el doctor en Nuevo México mencionó Holcomb C3-R ® como mi mejor opción y recomendó Dr. Brian.** Dr. Brian aceptó después de revisar mis registros y aconsejó sobre la posibilidad de Intacs ® y CK para darme una mejorada adicional en mi visión.

Viajé a Beverly Hills y conocí al Dr. Brian y su personal. Fue una experiencia increíblemente maravillosa y cómoda. Todos fueron muy informativos y atentos. Tuve los Intacs ®, Holcomb C3-R ®, y los procedimientos de CK hecho. Los procedimientos ciertamente no fueron difíciles, y por primera vez tuve esperanza verdadera.

¡AHORA SOY CAPAZ DE USAR LAS LENTILLAS BLANDAS Y VER BIEN EN ELLO! No puedo comenzar a decirle que agradecida estoy por esta oportunidad y a Dr. Brian y todo su personal por hacer la experiencia agradable y posible.

—Esther Davis, Ph.D., New Mexico
Intacs ®, CK y Holcomb C3-R ® en 2010

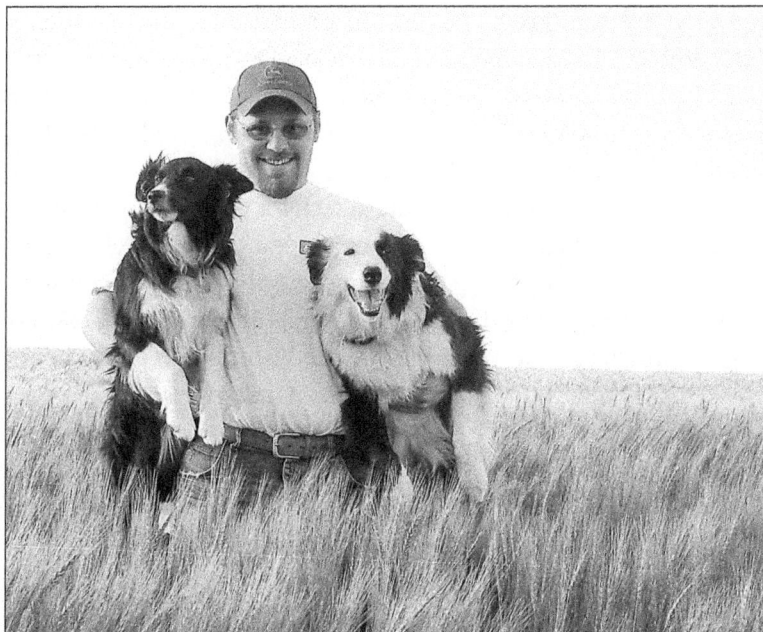

¡Conseguí Mi Vida De Vuelta Del Queratocono!

Cuando tenía 14 años me diagnosticaron con queratocono. <u>Me dijeron que mi única opción para el tratamiento eran lentes de contacto</u>. Mis ojos siempre estaban irritados y me frotaba los ojos mucho, por esto empeore mi condición.

Con el tiempo dejé de usar las lentillas y sólo vivía con la mala visión. Avancé rápido 10 años y necesitaba una licencia comercial para conducir. *La única manera que pudiera conseguir una licencia era tener 20/40 visión en cada ojo, entonces regrese atrás las lentillas.*

Pronto me acordé porque dejé usar los y decidí que era hora de encontrar otra alternativa. Buscaba por el Internet cuando me encontré con Boxer Wachler Vision Institute y el tratamiento Holcomb C3-R ® que me intrigó. Envié a Dr. Brian mis registros para que los revisara. **Varios meses después me encontré en California visitando Dr. Brian y su personal.** Tuve Intacs ®, CK, y los procedimientos de Holcomb C3-R ® hecho.

Tres años han pasado desde la cirugía y los ojos han estabilizado por completo y mi visión corregida con gafas es 20/20 y 20/25. Ahora puedo mantener mi licencia comercial de conducir y las operaciones día a día son mucho más agradables. Puedo ver lo que estoy haciendo y también puedo hacerlo con comodidad. Ya no me preocupa que simplemente cortando el césped me podía causar irritación grave y dolor.

La cirugía Dr. Brian realizó me devolvió mi vida y estoy muy agradecido a él ya su personal para proporcionar una alternativa a los tratamientos tradicionales para esta enfermedad.

—Mike Ladenburg, Montana
Intacs ®, CK y Holcomb C3-R ® en 2009

Conozca Sus Opciones De Tratamiento Obtenga Un Reviso GRATUITO De Su Registros Medico por Dr. Brian

1. Solicite una copia de su examen de la vista más reciente con mapas de córnea de color (topógrafos) de su médico

2. Describa su situación en una hoja de portada con el mejor número de teléfono y correo electrónico para comunicarnos con usted

3. Escanear y enviar a: info@boxerwachler.com, o por correo a:

Boxer Wachler Vision Institute-KC Revisión de Registros
465 N. Roxbury Drive, Suite 902
Beverly Hills, CA 90210

Si tiene alguna pregunta, por favor llámenos al 310-860-1900. Después del reviso de Dr. Brian, nos comunicaremos para comentar.

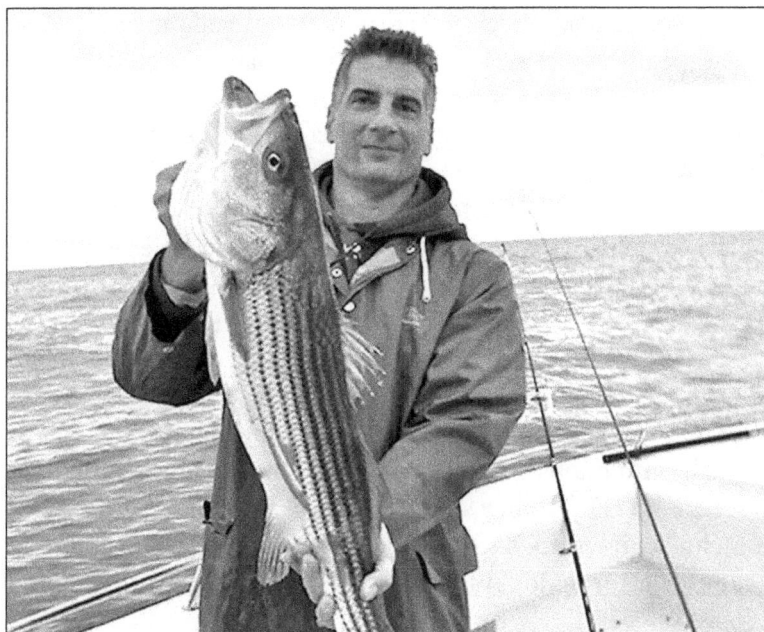

¡Los Retos Diarios Ahora Borra Por Completo!

Cuando me diagnosticaron con queratocono <u>me dijeron que no había una cura</u> y la enfermedad por lo general se nivela con la edad. Viví los próximos 10 años con visión inconsistente y borrosa. <u>Al cumplir los 40 años, sin signos de la enfermedad retrasándose, comencé a tener grandes preocupaciones</u>. Por mi cuenta me puse a investigar y me encontré con la página de internet de Dr. Brian. <u>Fue la primera vez en 12 años que sentí un atisbo de esperanza</u>.

Reservé una cita y tuve mis registros médicos de mi oftalmólogo enviado a Dr. Brian para revisar. El determinó que probablemente me haría beneficio de tener Intacs ®, CK y Holcomb

C3-R ®. En mi primera visita lo primero que me llamó la atención fue lo positivo y el ambiente bien informado. La atención del personal me hizo sentir a gusto. Yo fui candidato para Holcomb C3-R ® y Intacs ®. **Dr. Brian explicó con gran detalle los pasos exactos y expectativas de los procedimientos.**

Volví al día siguiente y después de un par de horas todo estaba completo. No hubo dolor y la recuperación fue exactamente como el Dr. Brian lo explicó. HA PASADO CASI DOS AÑOS Y MI VISIÓN ES MÁS ESTABLE Y MÁS CLARO QUE EN LOS ÚLTIMOS 20 AÑOS. Todos los retos del día a día que vivido han sido completamente borrado. Mi calidad de vida ha elevado a un nivel que pensé que nunca iba experimentar de nuevo.

Ningún día ha pasado que no he contado mis bendiciones de encontrar Dr. Brian y sus increíbles tratamientos para ayudar a luchar el queratocono. Él creó que había esperanza cuando todos los otros no lo tenían.

—Jeff Gagliotti, Nueva York
Intacs ®, CK y Holcomb C3-R ® en 2010

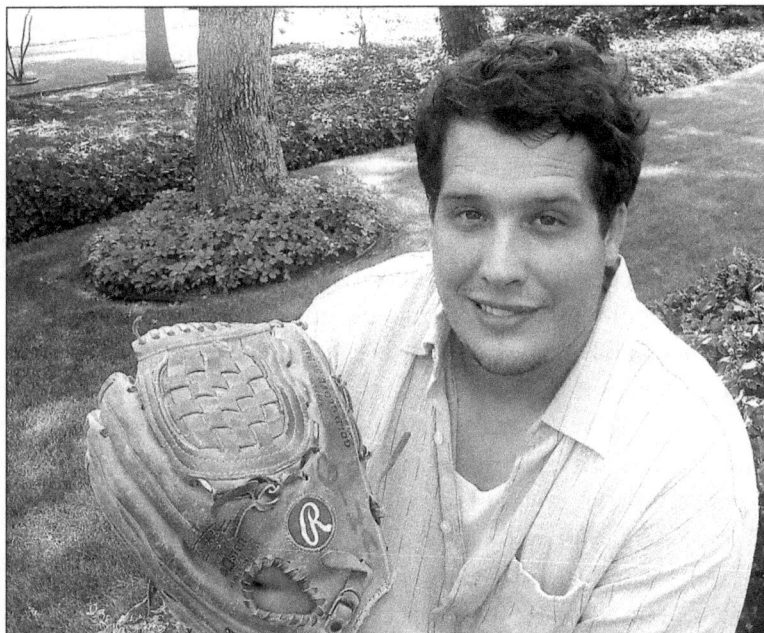

Sorprendido Al Ser Diagnosticado Con Queratocono

Después que mi oftalmólogo me dijo que tenía queratocono, estaba sorprendido que a lo largo podría llegar a ceguera. <u>En no tener una cura reconocida por el campo de la medicina, era no solamente difícil de imaginar, pero me hizo buscar cualquier tratamientos alternativos</u> que podrían disminuir o eliminar mi condición.

La primera respuesta que recibí del doctor era que el LASIK <u>no</u> era una opción debido a sus peligrosos efectos sobre la córnea con queratocono. Hice un poco de investigación en el Internet y <u>Dr. Brian fue el médico que se destacó del resto por</u>

su logro en la búsqueda de una solución para el Queratocono y en dándole la esperanza a la gente que pensaba imposible.

Antes de hacer el viaje desde New Jersey, Dr. Brian revisó mis registros para ver si yo era un candidato. ¡Señal de aprobación! Inmediatamente hice reservas y viaje a través el país para este increíble avance en la medicina moderna. No pasó mucho tiempo para que finalmente yo pudiera ver bien otra vez como pude hace años, ya que los resultados del tratamiento fueron inmediatos.

Yo recomendaría a cualquiera que conozco que tiene esta enfermedad a Dr. Brian porque él es bueno en lo que hace y tiene una gran personal.

Una nota final, **Dr. Brian no es tu especialista ordinario de queratocono** sin embargo, él es alguien que mantiene su empresa durante todo el procedimiento no solamente formando tus ojos de nuevo a la normalidad, pero permitiendo que se mantenga la calma, combinando el alivio con la tensión incómoda que la mayoría de los pacientes esperan.

—Giovanni DiMarco, Nueva Jersey
Intacs ®, CK y Holcomb C3-R ® en 2010

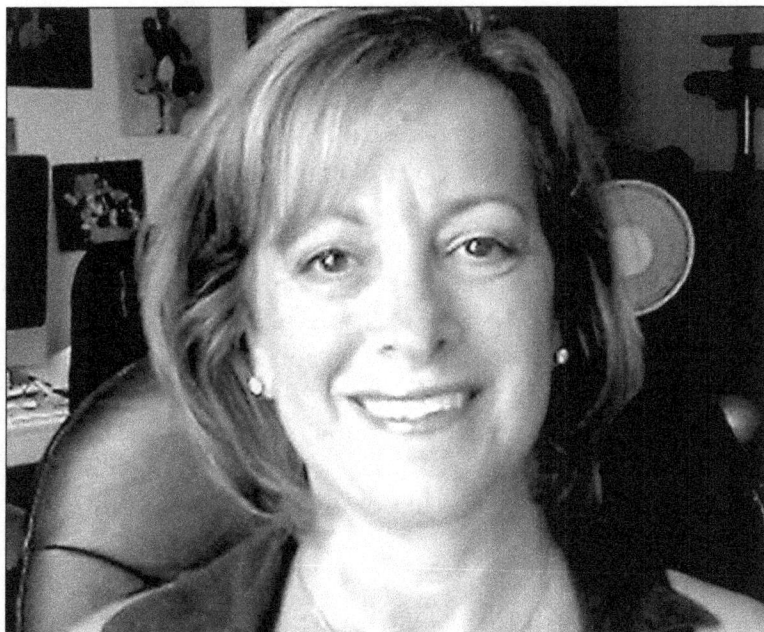

¡No Trasplante De Córnea Para Mí!

Tenía 26 años cuando me diagnosticaron con queratocono y mi oftalmólogo me ajustó con lentes de RGP Siempre que tuve la oportunidad de continuar con el uso de lentes RGP, no estaba terriblemente preocupada. Unos diez años más tarde comencé a tener dificultades. Mi visión no corregida había empeorado considerablemente y yo llegué al punto en que mi visión corregida no podía leer las señales de tráfico hasta que estaba muy cerca de ellos. Fue entonces que MI MÉDICO ME DIJO QUE YO NECESITARÍA CON EL TIEMPO UN TRASPLANTE DE CÓRNEA.

En una reunión familiar otros diez años más tarde, un primo me dijo a mí acerca de una nueva investigación que se realiza para detener la progresión de queratocono. Le mencioné la investigación a mi oftalmólogo. También había oído hablar de esto y mencionó Dr. Brian. **Entré para una consulta y me quedé impresionado por la profesionalidad del personal.**

Se determinó que tendría Holcomb C3-R ®, así como Intacs ®. *Ambos procedimientos y su recuperación fue sin dolor y fácil.* Alrededor de un año más o menos después del procedimiento, el médico vio que ha habido algunos avances en el queratocono en una de mis ojos. Rápidamente contacté Boxer Wachler Vision Institute. Me trajeron de vuelta en forma gratuita y hizo el Holcomb C3-R ® una segunda vez.

Desde entonces, no ha habido ningún progreso. Sigo haciendo tan agradecido que soy capaz de ver (casi) perfectamente. <u>Ya no tengo que temer la necesidad eventualmente de un trasplante de córnea.</u>

—Laura Gallop, el sur de California
Intacs ®, CK y Holcomb C3-R ® en 2008

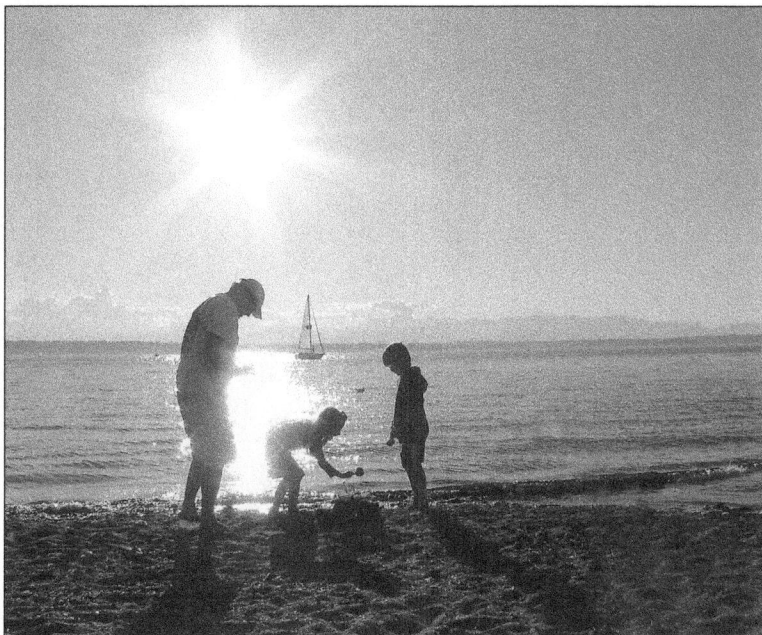

Derrotando Los Sufrimientos De Queratocono

Todas las mañanas, lo primero que apenas podía ver era mi despertador. Fue difícil empezar cada día sabiendo que tu visión ha cambiado un poco durante la noche. He visitado varios especialistas y gastado mucho tiempo y dinero en mis ojos. Yo estaba cansado cuando fui referido al Dr. Brian, pensando que me iba a decir todos las cosas que había probado. Ojalá lo hubiera conocido mucho antes. <u>PUEDO VER gracias a él</u>!

—Jeremy Gump, el sur de California
Intacs ®, CK y Holcomb C3-R ® en 2004

Brian S. Boxer Wachler, MD

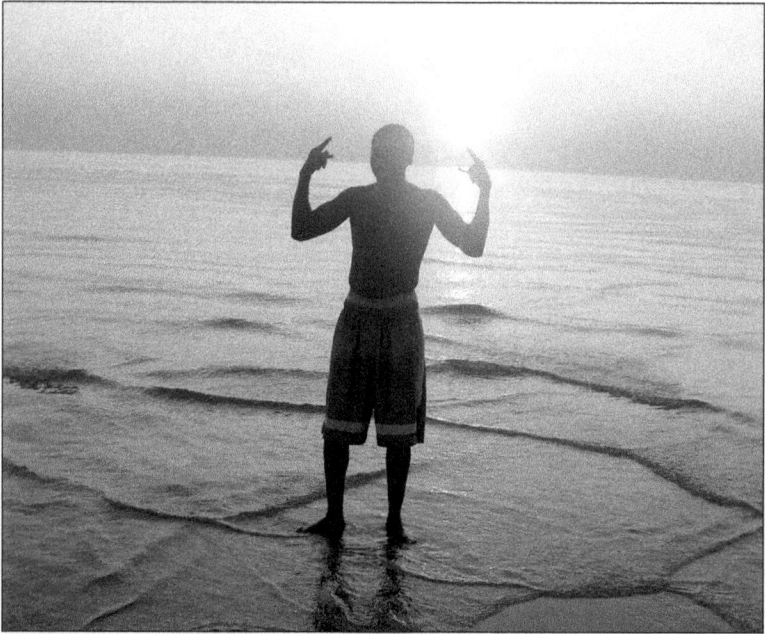

Tuve La Suerte De Encontrar A Dr. Brian

Cuando me diagnosticaron **queratocono la única solución que me dieron fue usar lentillas duras y esperar hasta que necesitaba un trasplante de córnea.** Decidí buscar a mis propias respuestas y encontré Dr. Brian. Tuve Holcomb C3-R ® y Intacs ® para mejorar y estabilizar mi visión. Después de tres años todavía es estable. He sido capaz de continuar con mi vida sin enfrentando las inclemencias del progreso de queratocono.

—Fernando Jimeno, el sur de California
Intacs ® y Holcomb C3-R ® en 2009

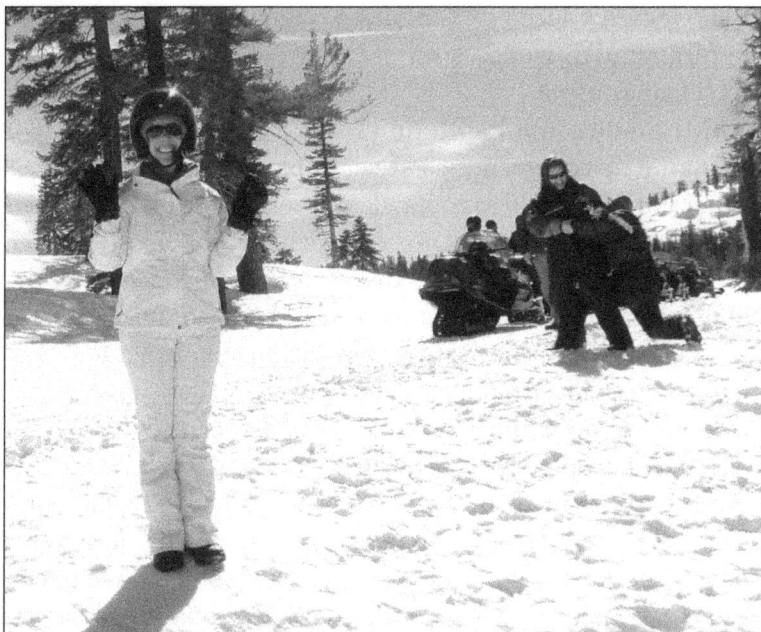

He Seguido Mi Intuición (presentimiento), Qué Afortunadamente Me Llevó A Dr. Brian

Mi viaje con queratocono comenzó cuando tenía 18 años de edad. Fui al DMV (Departamento De Motores y Vehículos) para renovar mi licencia de conducir **pero no pasé la prueba de la visión.**

Fui a mi optometrista que vio los inicios de queratocono y me refirió a un especialista. Al día siguiente estaba con un especialista de la córnea. Entré en el mundo de las topografías, las luces brillantes, y diversas pruebas visuales. <u>Las visitas al médico de oficina que eran de una sola vez al año, se convirtió</u>

cada 6 meses, y luego cada 3 meses o menos, y luego comencé a ser un regular, viendo a mi doctor y especialista de lentillas casi semanalmente.

Mi médico me habló de un trasplante de córnea. **Un trasplante de córnea nunca se sentó bien conmigo.** Entonces conocí a un oftalmólogo conocido por ser uno de los mejores en el campo, pero después de mis evaluaciones por él y su equipo, él recomendó un trasplante de córnea. Llamé la oficina del médico la siguiente mañana para inscribirse en una lista para un trasplante de córnea, pero mi intuición simplemente no me estaba llamando a un trasplante.

Cancelé mi cirugía de trasplante de córnea y empecé a buscar en las opciones alternativas. Unos días más tarde, me encontré con un médico que tuvo un gran éxito con los pacientes de queratocono y decidió obtener su opinión de mis ojos y ver si podría tener éxito en ajustar con una lente cómoda que me da visión. Este médico pensó que era hora de probar unas nuevas lentillas en mis ojos.

Empezamos con un lente permeable de gas, pero como es inevitable con queratocono, pronto llegó el momento de un nuevo conjunto de lentillas. Probé lentillas "piggyback" en los ojos en un año, pero luego mis ojos progresaron hasta el punto en que no podía ser capaz de usar lentillas. En este momento más de un médico me decía la única opción era un trasplante de córnea y me había dado de baja como una causa perdida.

Esto fue cuando me enteré de Steven Holcomb. RECORRI MIS REGISTROS Y SE LOS ENVIÉ AL DR. BRIAN PARA REVISAR. Él estaba dispuesto a tomar mi caso y después de examen en su oficina, se decidirá qué procedimientos serían los mejores para mis ojos. ¡Estaba emocionada! Llamé al día siguiente para programar mis procedimientos y el viaje a Los Angeles.

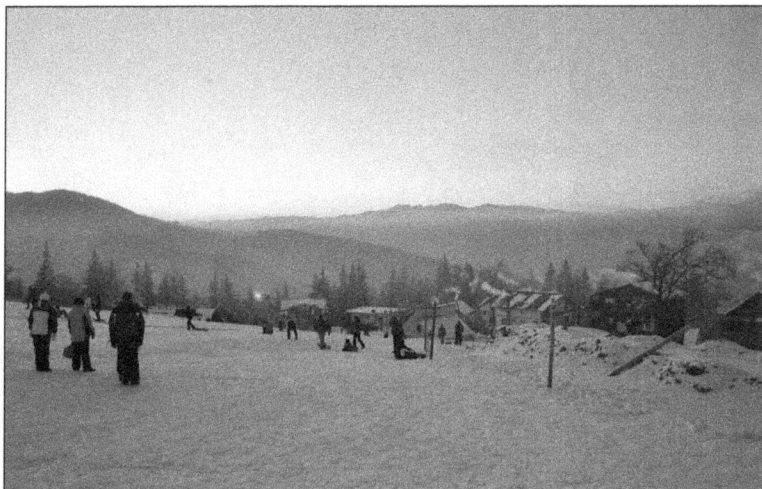

Acabé siendo elegible para CK, Intacs ® y Holcomb C3-R ® y decidí seguir adelante con los tres. <u>Durante los procedimientos estuve en ningún dolor y totalmente relajada.</u>

Después, el reposo y los adelantamientos mejoraron mes a mes. ¡Fue increíble! **Los halos en la noche comenzaron a disminuir dramáticamente.** A pocos meses después de la operación, tuve la oportunidad de probar unas lentes blandas en ambos ojos que me dio visión decente, <u>mis ojos llegaron a pasos agigantados.</u> Cuando mis ojos se mejoraron más y más, tuve la oportunidad de conseguir más visión de lentes blandas, bastante increíble. Próximo un par de lentillas "más permanente" que me dará visión para conducir, vivir y trabajar plenamente.

Tomando los pasos para ver al Dr. Brian fue mucho la pena. **Estoy muy contenta de haber seguido mi intuición y tomé el "fuera de la caja" sin convencional opción para mis ojos.** <u>Sólo se pone mejor desde aquí.</u>

—Melissa Spera, California del Norte
Intacs ®, CK y Holcomb C3-R ® en 2010

Brian S. Boxer Wachler, MD

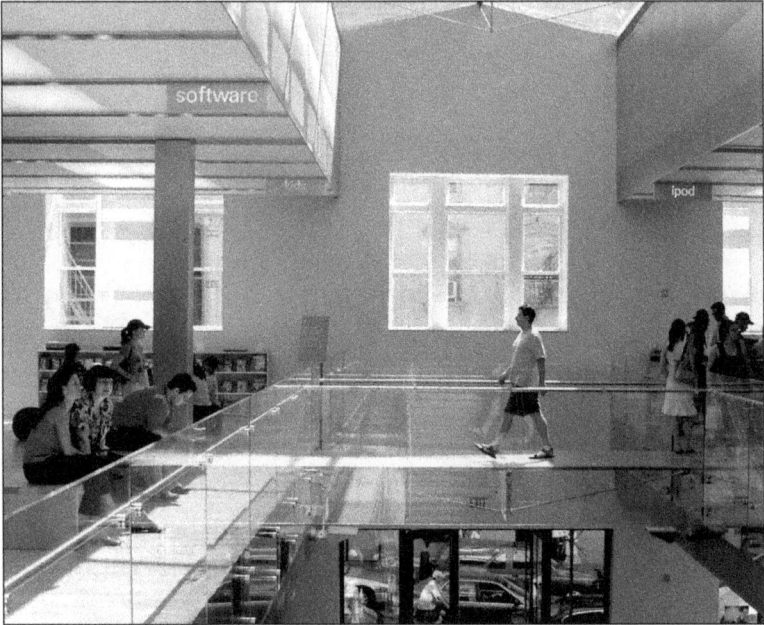

Estudiante Pueda Regresar A La Escuela Después de Tratamientos De Queratocono

Cuando estaba en el último año de la escuela secundaria de mi visión tomó un giro para peor. **Yo estaba pensando en ir a la universidad y conseguir un coche, pero no pude.** Entonces tuve Intacs ® y Holcomb C3-R ®. Mi visión se ha mantenido estable durante 3 años y he sido capaz de volver a la escuela y obtener mi licencia de conducir. Sé lo que todos los pacientes con queratocono siguen adelante, pero gracias a Dr. Brian, *el queratocono no tiene que controlarte o su vida.*

—Edgar Cabello, Illinois
Intacs ®, CK y Holcomb C3-R ® en 2009

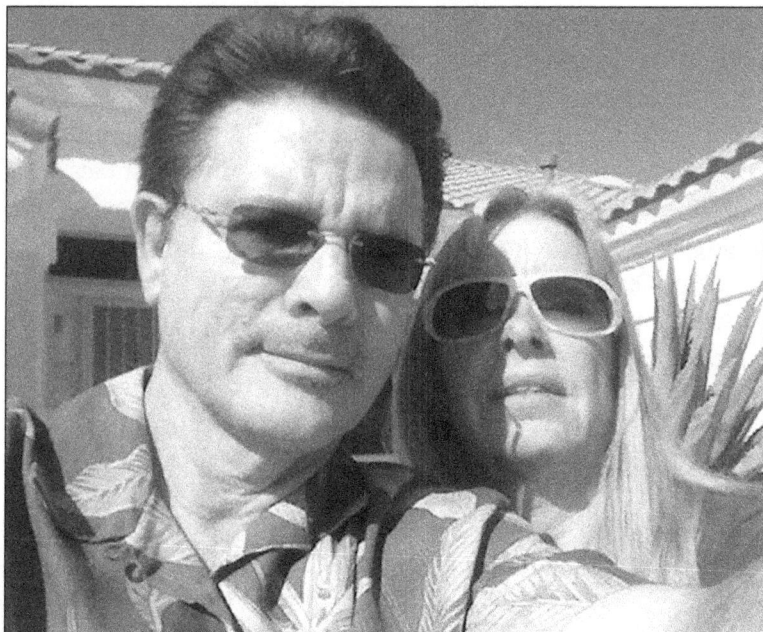

Les Dijeron Intacs ® *"Es Engaño"* *Y No Funcionaba*

Yo sufría de queratocono desde los 16 años. Tuve más suerte que la mayoría en que tuve la oportunidad de usar las lentes de RGP (Lentes de Contacto Permeables al Gas) para la mayoría de mi día con visión 20/20. Una vez que las lentillas salieron yo estaba legalmente ciego. Mis gafas no podían corregir mi visión con el astigmatismo severo.

Por desgracia, a la vuelta de los 46 años mis ojos comenzaron estar más secos, no producían suficientes lágrimas y el uso de mis RGPs por más de unas pocas horas era intolerable. **Mi mundo se vino abajo. Soy un programador de computadoras**

entonces ganándome la vida de repente se convirtió en una preocupación importante.

Visité muchos especialistas de la córnea por todo el país y me dijeron casi unánimemente que necesitaba trasplantes. Era consciente del Dr. Brian y su trabajo pionero sobre Intacs ®. Mi propio médico me dijo que no eran más que un engaño y no ayudaría. Sin nada que perder, visité al Dr. Brian todos modos. Lo demás es historia.

Después de Intacs ® y Holcomb C3-R posteriormente ahora funciono solamente 100% con gafas. AHORA VEO 20/20 EN EL OJO DERECHO Y COMO 20/40 EN EL OJO IZQUIERDO. Si hay alguien que han hecho más para ayudar a salvar mi visión y hacer mi vida más fácil que Dr. Brian, me encantaría conocerlos.

—Michael White, Texas
Intacs ®, CK y Holcomb C3-R ® en 2007

Conozca Sus Opciones De Tratamiento Obtenga Un Reviso GRATUITO De Su Registros Medico por Dr. Brian

1. Solicite una copia de su examen de la vista más reciente con mapas de córnea de color (topógrafos) de su médico

2. Describa su situación en una hoja de portada con el mejor número de teléfono y correo electrónico para comunicarnos con usted

3. Escanear y enviar a: info@boxerwachler.com, o por correo a:

Boxer Wachler Vision Institute-KC Revisión de Registros
465 N. Roxbury Drive, Suite 902
Beverly Hills, CA 90210

Si tiene alguna pregunta, por favor llámenos al 310-860-1900. Despues del reviso de Dr. Brian, nos comunicaremos para comentar.

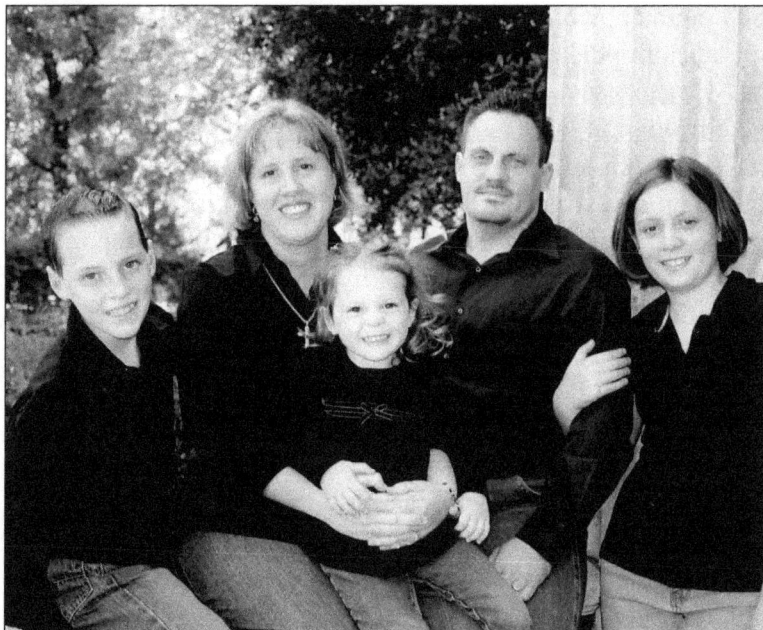

¡Ahora puedo Conducir Mis Niños Alrededor E Incluso Conducir En La Noche!

La primera cosa que noté fue que me cerraba un ojo cada vez que trataba de leer. *Fui a varios optometristas, pero ninguno de ellos sabía lo que estaba mal*. Finalmente me diagnosticaron con queratocono. He intentado una serie de lentes duras, pero no podía tolerar los.

La comprobación final de la realidad para mí fue cuando fui a renovar mi licencia de conducir y no PASÉ la prueba de la visión. Decidí darle un último esfuerzo más. He encontrado a alguien que había desarrollado sus lentes de contacto específicamente para los pacientes con queratocono. Después de mucho dolor, me dijeron que estaba en camino para un trasplante. Ya no era una opción para sin corrección. Comencé a buscar para una mejor opción.

La gente seguía mencionando un médico de California que he eliminando la necesidad de un trasplante. Debía de haber navegado por su página web cuatro veces por semana, escrutando su investigación. Decidí llamar y hablar con el doctor para tener una idea de por qué hacía esto. Dr. Brian respondió a mis preguntas completamente. Envié mi registros médico y me dijo que probablemente sería un candidato para Intacs ®, CK y Holcomb C3-R ®. Programé una cita.

Estuve en Los Angeles durante tres días y recibí el Intacs ®, Holcomb C3-R ® y tratamientos de CK. He decidido ir sin corrección porque estoy cansado de usar lentillas. ¡Ahora tengo 20/30 y 20/40 sin corrección! ¡Es un paraíso! ¡Mi vida ha sido cambiado completamente! ¡Agradezco todos los días que estoy en condiciones de conducir a mis hijos alrededor y puede incluso conducir por la noche!

—Monique cromis, Texas
Intacs ®, CK y Holcomb C3-R ® en 2009

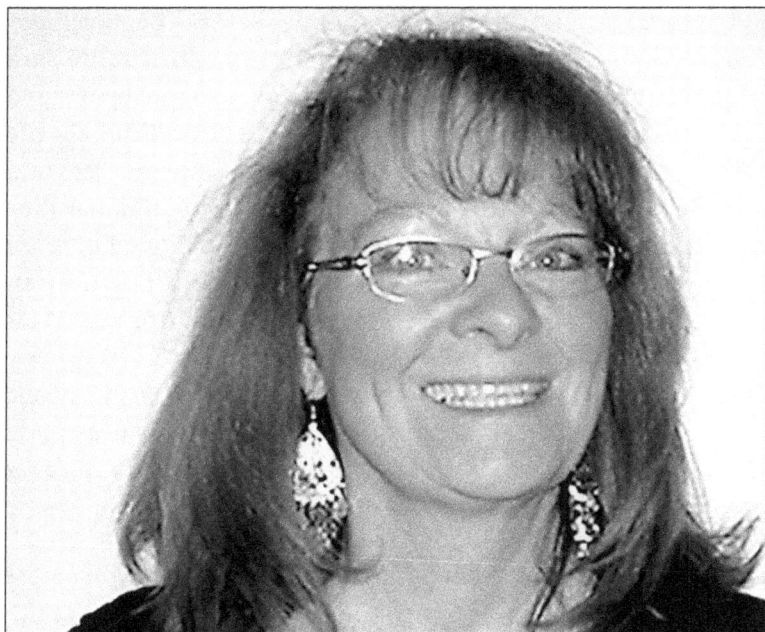

Fluctuaciones Visuales RK (Queratotomía radial) fluctuaciones Visión mejorada — ¡Tengo mi vida de vuelto!

A la edad de 33 años fui a un oftalmólogo para determinar si yo era un candidato para la corrección de la visión. Sin mis lentillas no podía ver donde estaba la tabla optométrica. Hice el RK (incisión queratotomía radial) cirugía y mi visión era increíblemente mejorado.

A los 43 años mi visión era fluctuante y fui a verlo de nuevo. **Hizo Lasik en mi ojo derecho, pero el ojo izquierdo era demasiado inestable.** Gafas y lentillas siempre resultabas limitado.

Ahora a los 54 me enteré que había nuevas lentillas que podría ayudar. Llamé al fabricante y me refirió a un optometrista.

El comprendió que estaba teniendo unas severas fluctuaciones visuales. Él me vio lunes por la mañana y me hizo venir para atrás más tarde. Le expliqué que las fluctuaciones de la mañana no se corresponderían con los cambios de hoy en día. ¡Él me creyó y me tuvo viniendo dos veces al día durante una semana!

Debido a las fluctuaciones mi oculista no creía lentillas funcionarían. Él me pidió que le enviara mi registros a Dr. Brian para ver si Holcomb C3-R ® podría ser una opción. Dr. Brian pensó Holcomb C3-R ® se beneficiaría a mi visión y retrasaría las fluctuaciones. Volé a Beverly Hills, me reuní con el Dr. Brian y tuve Holcomb C3-R ®. ¡El procedimiento era sencillo! Esa noche noté mi visión mejoró ligeramente. Los próximos días pude leer la tabla optométrica del ojo mejor. _Imagínese su problema visual devolviéndose,_ como desenrollándose todos los años de fluctuaciones.

AHORA, AÑOS DESPUÉS TODAVÍA TENGO SOLO UN PAR DE GAFAS. Todavía tengo algunas fluctuaciones, pero son muy, muy menores. **Tengo mi vida de nuevo.**

—Marcia J., Colorado
Holcomb C3-R ® en 2006
(Después de la cirugía RK –Queratotomía radial–)

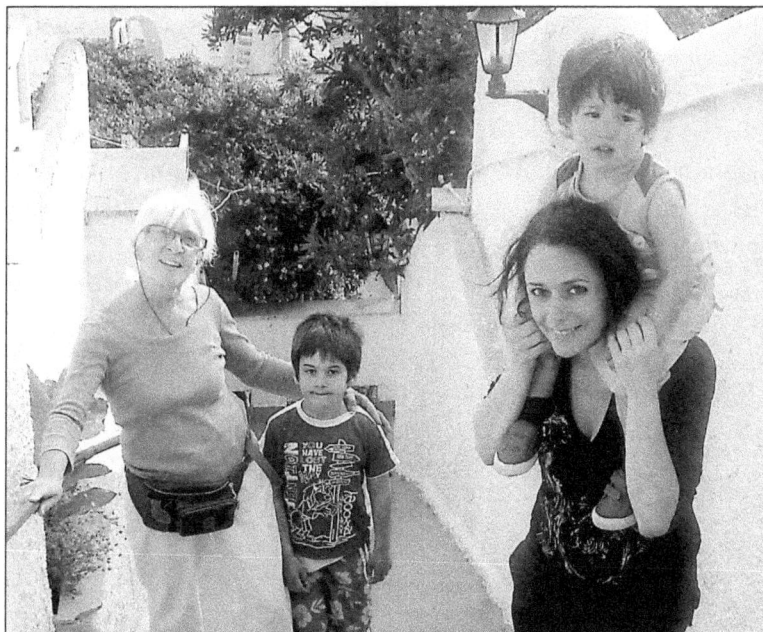

Soy Libre De Queratocono Ahora Y Para Siempre

A los 18 años me diagnosticaron con queratocono. Inmediatamente fui dada lentillas duras. A pesar de que es muy doloroso, los usé durante **15 años. Entonces traté de lentillas semi-rígidas**. Ellos eran fantásticos. ¡Por primera vez en 15 años, pude ver sin dolor! Pero, sin saberlo, **comencé a desarrollar una alergia a ellos**.

Tenía un dolor increíble, el malestar y enrojecimiento todo el día de las lentillas y fui obligada a dejar de usarlos. Entonces oído hablar de una solución llamada Intacs ® que permitiría que me ponga las lentillas blandas. Inmediatamente me reuní con el Dr. Brian e hice una cita para la cirugía. <u>No tenía seguro</u>

médico y tenía mucho dinero en el momento, pero nada me iba a detener de hacer esto.

Todo salió muy bien. Estaba tan emocionada por el genio y confianza de Dr. Brian incluso sometí el Holcomb C3-R ®, que no había sido oficialmente aprobado por el FDA. **El Intacs ® cambió mi vida.** *Salió tan bien, que mis ojos estaban ahora listos para lentillas blandas.*

Por primera vez en más de veinte años tuve la oportunidad de ver bien sin dolor en los ojos. Mi vida se había visto obstaculizada por el Queratocono, pero SOY LIBRE ahora y para siempre. **¿!QUÉ MUCHO MEJOR PUEDES TENER LA VIDA?!**

—Maude Bonanni, el sur de California
Intacs ® y Holcomb C3-R ® en 2005

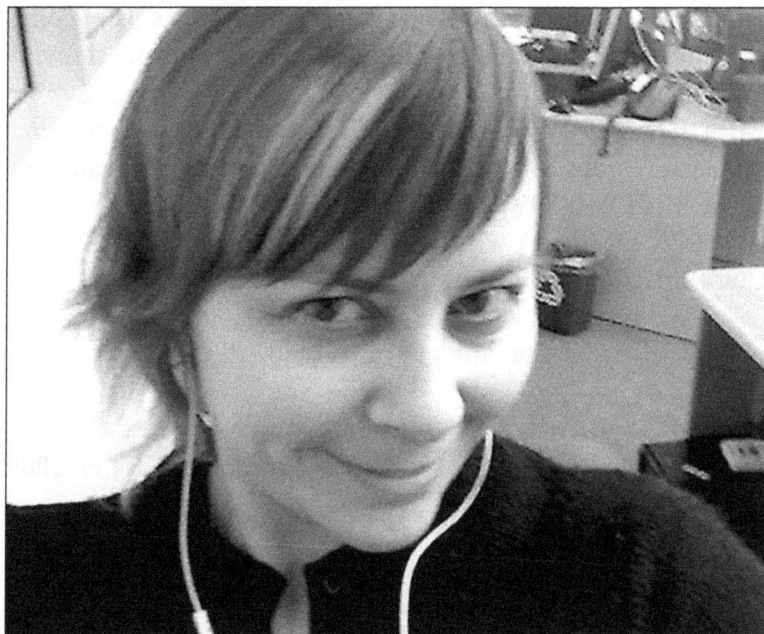

Conseguí Reembolso Para Mí De Mi Terco Compañía De Seguros

Me diagnosticaron con queratocono a los once años. Yo llevaba lentillas gas permeable a través de mis años de adolescencia, pero en mis 20 años yo podía usar lentillas gases permeables cómodamente. **Tenía que pasar con gafas cada vez más fuertes y aunque intenté lentillas** siempre acababa volviendo a llevar mis gafas.

Finalmente, en mis 30 años mi oftalmólogo me dijo acerca de Intacs ® y Holcomb C3-R ® y recomendó que viera Dr. Brian. Fue muy frustrante saber que el seguro pagaría en completo para un trasplante de córnea, pero estos otros tratamientos que evitan trasplante se considera "experimental" por las compañías

65

de seguros. Dr. Brian aconsejó Intacs ® y Holcomb C3-R ® como el mejor medio para mejorar mi vista (después de que él revisó mis documentos).

Después de los procedimientos presenté toda la documentación para el reembolso, seguí el proceso de apelación y finalmente llegué EL COMISIONADO DE SEGUROS DEL ESTADO PARA GOBERNAR EN FAVOR DE ME- FUE REEMBOLSADO EN COMPLETO.

Valió totalmente la pena. Estoy tan contenta que no recibí una córnea trasplantar antes de buscar todas las demás opciones.

—Lisa Lindsay, Norte de California
Intacs ® y Holcomb C3-R ® en 2009

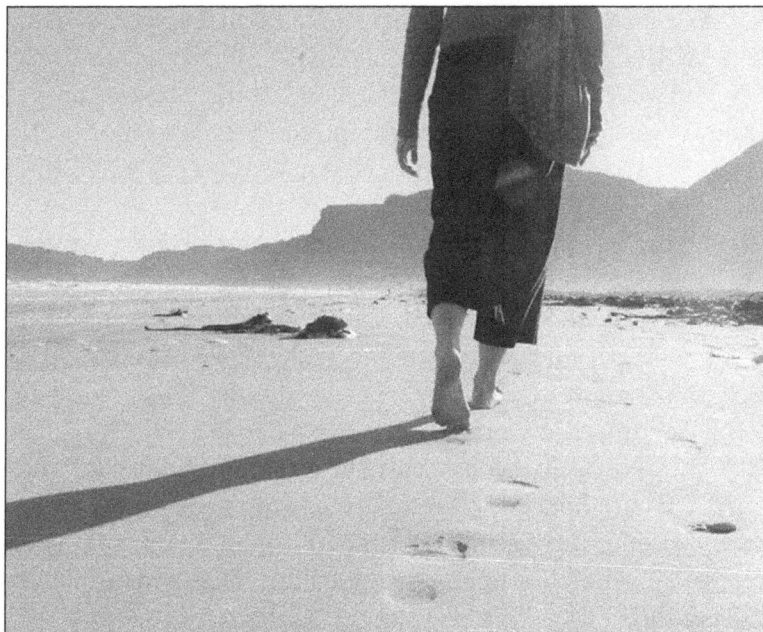

Tuve Que Encontrar Dr. Brian Por Yo mismo-Sin Gafas Ni Lentillas Necesarios Para La Computadora

Desde que era pequeño, recuerdo que tuve que ver la tele desde un "ángulo de lado." En el momento en que tenía 29 años de edad, mis ojos literalmente ardían cada vez que me sentaba en frente de una computadora.

Programé una cita con el oftalmólogo que me informó que tuve queratocono. A continuación, procedió a consultar a un especialista. La visita fue breve y no me di cuenta de que no tenía un verdadero interés por mi salud. **DECIDÍ QUE TENÍA QUE INVESTIGAR MIS OPCIONES POR YO MISMO** y educarme sobre esta condición que estaba afectando mi vida y mi trabajo.

Es entonces cuando me enteré de Dr. Brian. Leí sobre su práctica, MIRE CADA VIDEO QUE ERAN MUY INFORMATIVOS EN SU PÁGINA y me enteré de Holcomb C3-R ®, Intacs ® para el Queratocono. Decidí que había encontrado MI propio médico. No podía confiar en mis ojos para nadie más que a un "EXPERTO DE EXPERTOS."

Llamé a la oficina de Dr. Brian, le transmití mis registros para revisión y programé una cita. **Dr. Brian conoció y superó mis expectativas**. Se dirigió a todas mis preguntas, y él no parecía tener prisa para irse a su próximo paciente. Él me informó de una manera muy detallada sobre cada paso del Holcomb C3-R ® y Intacs ® procedimientos.

Durante la cirugía me sentí que estaba en manos de confianza. No hace falta decir, todo fue bien. Yo estaba muy sorprendido de cómo inmediatamente me di cuenta de un cambio en mi visión. ¡Ahora me puedo sentar delante de una computadora sin necesidad de gafas o lentillas!

¡No puedo agradecerles a Dr. Brian y su personal lo suficiente! Estoy eternamente agradecido.

—Nallely Cruz, Carolina del Norte
Intacs ® y Holcomb C3-R ® en 2008

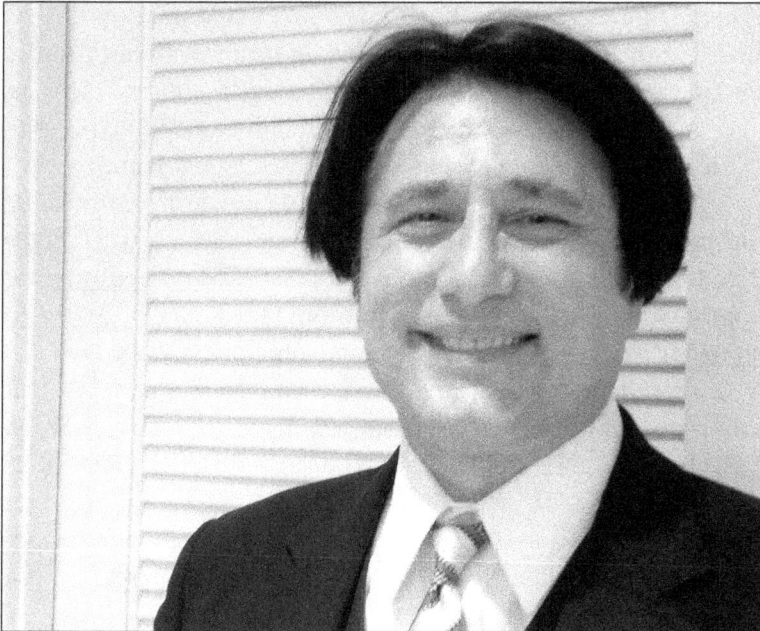

Los Procedimientos Fueron Simples, Elegante Y Mejoro La Vida

Durante mis veinte años, me diagnosticaron con queratocono. Por muchos años, yo llevaba lentillas tóricas blandas.

Pero en los últimos dos años, mi visión se volvió inestable, haciendo mi visión de lectura inferior al óptimo. Además de la reducción de la calidad de la visión, me había convertido menos cómodo en el uso de lentillas blandas.

Posteriormente, mientras yo hacía investigación en línea para encontrar remedios distintos del trasplante de córnea, me encontré con varios artículos de y sobre el Dr. Brian.

Después de una averiguación inicial a su oficina y el reviso de mi registros, hice una cita para visitarlo. Viajé a Beverly

Hills y recibí el Holcomb C3-R ®, Intacs ®, y tratamientos de CK. **Los tratamientos tuvieron menos de una hora combinado.** *Postoperatoriamente los niveles de comodidad fueron muy buenos.*

Ya han pasado dos años desde el tratamiento. ¡Ya no necesito de usar lentillas y mi capacidad de lectura es excelente!

Debido a mi profesión, me ocupo de una gran cantidad de nuevas tecnologías que salen de los laboratorios e ir hasta la etapa de comercialización el campo de la salud. Los procedimientos combinados realizados, en mi opinión, representa la ciencia en su mejor momento: simple, elegante, y mejora la vida.

Felicitaciones al Dr. Brian y su bien personal para realizar una serie de descubrimientos científicos avanzados. SU CIENCIA DESLUMBRANTE SE COMPARA CON IGUAL DE ATENCIÓN AL PACIENTE IMPRESIONANTE. El personal del Boxer Wachler Vision Institute es realmente excelente y su profesionalidad y la amabilidad son verdaderamente ejemplares.

—Nasser Arshadi, Missouri
Intacs ®, CK y Holcomb C3-R ® en 2010

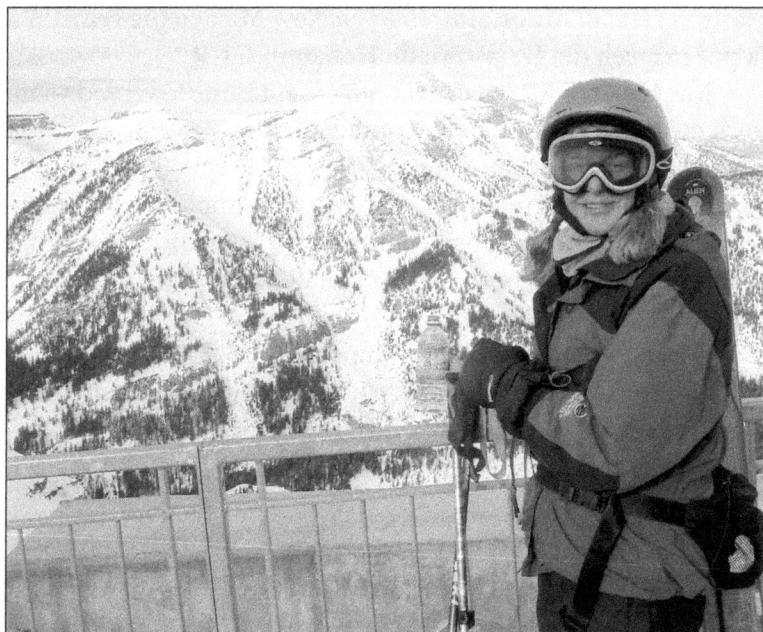

Mito Fracasado: Lentillas Duras
NO disminuye la velocidad queratocono

Me diagnosticaron con queratocono en 1981. Yo estaba embarazada de mi primer hijo y estaba muy frustrado porque tuve muchos meses para conseguir lentillas a mi medida. *Recuerdo que cuando que nació mi hijo, no podía ver si era un niño o una niña.*

Finalmente me midieron y me dijeron que en 40 años que tendría tener un trasplante de córnea. Cuarenta años parecía una eternidad así que me fui con mi vida y estaba muy bendecido de tener lentillas duras cómodas.

Veintinueve años después, cuando tuve mi visita anual con mi médico, recordé lo grave era mi enfermedad. ¡Esos 29 años pasaron rápido! **Mi oftalmólogo en New Mexico me remitió a la página web del Dr. Brian de Holcomb C3-R ®.**

Me ASUSTE MUCHO cuando me enteré de la verdad sobre los lentes de contacto duros: **contactos duros no retrasaran la progresión queratocono** y que podía quedar ciego sin tratamiento.

De inmediatamente investigué mis opciones y arreglé tratamiento. Tras el análisis de mis registros médicos, Dr. Brian aconsejó CK y Holcomb C3-R ® con el objetivo de una mejor visión con las lentillas RGP.

¡Mi optometrista está muy impresionado! Me había hecho a lo largo de CK con Holcomb C3-R ®, y se puede ver los cambios positivos en mi córnea.

¡Estoy muy agradecida!

—Diane Smith, New Mexico
CK y Holcomb C3-R ® en 2010

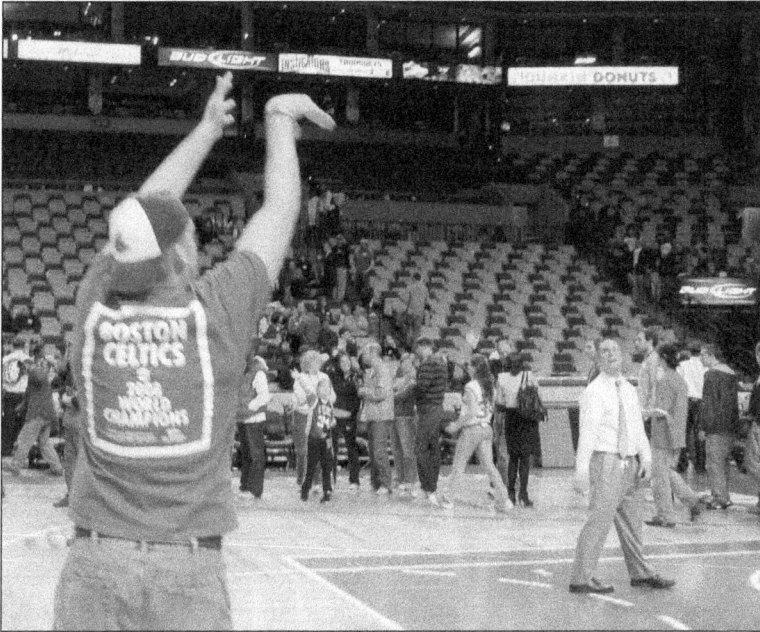

Se enteró de Dr. Brian Durante La Cobertura de Steven Holcomb Y Los Juegos Olímpicos

Cuando tenía 21 años fui al DMV para obtener mi licencia renovada y se SORPRENDIÓ cuando no podía ver nada. Yo no tenía ni idea de que fuera tan malo.

Al día siguiente <u>me diagnosticaron con queratocono y me dijeron que un trasplante de córnea sería la única manera de curar esto</u>. Así que un mes pasó y yo seguía dándole vueltas a todo las decisiones y terminé viendo las Olimpiadas. **En un momento dado que estaban entrevistando a Steven Holcomb del Bobsled EE.UU. equipo. Él estaba hablando acerca de cómo él solía tener queratocono y su carrera había terminado, básicamente, hasta que se fue con el Dr. Brian quien lo arregló.**

Inmediatamente me fui a la computadora, miré Dr. Brian sitio web, y envié la información de mi examen de la vista para que lo evaluara. Aproximadamente 3 meses después volé a California y terminó siendo el Holcomb C3-R ®, Intacs ®, y los tratamientos de CK. Mi visión siendo borrosa por unos 2 días, <u>pero una vez que se disipó no pude.</u> <u>Creo que había estado viviendo mi vida a través de los ojos que solía tener.</u> <u>La diferencia fue asombrosa</u>!

Así que alrededor de un mes y medio después de regresar fui a ver mi médico regular. Estaba tan sorprendido. Después nos sentamos todos leer la carta del ojo. ¡Pude ver la sexta fila hacia abajo, donde antes ni siquiera podía ver la "E" grande! ¡HABÍA PASADO DE 20/500 VISION A 20/50 VISIÓN NO CORREGIDA!

Nunca olvidaré lo que hizo Dr. Brian y su personal para mí y lo feliz y bendecido que realmente soy.

—Steve Mavilia, Massachusetts
Intacs ®, CK y Holcomb C3-R ® en 2010

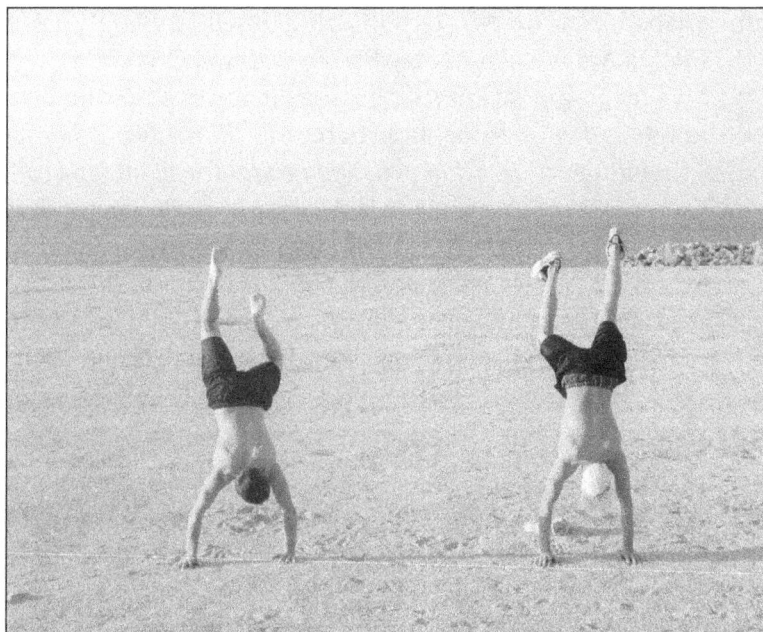

Mi Hijo Puede Ahora Vivir La Vida Como Una Adolescente Normal

Mi hijo, Chad, siempre había gozado de la práctica de deportes y video juegos, como la mayoría de los muchachos de su edad. Pero cuando estaba cerca de 12 años de edad, comenzó a tener problemas. Pensando que podría necesita gafas, he creado un examen ocular.

El médico de Chad lo diagnosticó con queratocono. **La única opción que tenía era para que Chad se adaptara a los contactos especiales**, pero sentí que es necesario esperar un año porque necesitaba tener una mejor idea de la responsabilidad primera. En este momento yo realmente no sabía mucho acerca de la enfermedad. NADIE ME DIJO QUE SUS OJOS PUDIERAN DETERIORÁNDOSE TAN RÁPIDO COMO LO HIZO.

Más tarde fue incapaz de usar las lentes y se le dijo a su pérdida de la visión se había progresado. *El médico dijo que necesitábamos para empezar pensando en los trasplantes de córnea.* De repente me di cuenta de <u>la decisiones que le afectarán el resto de su vida de repente arrojado sobre nosotros.</u>

No quería pensar en tener que hacer trasplantes de córnea en mis 16 años de edad. Luego, el médico aquí en Ohio mencionó Dr. Brian. <u>Yo nunca había oído hablar de Holcomb C3-R ®, pero después de leer acerca de lo que el Dr. Brian había hecho, decidí Chad necesitaba verlo y le envié sus registros para una revisión.</u>

Los tratamientos Intacs ®, CK y C3-R ® que el Dr. Brian hizo cambio la vida de mi hijo. <u>Con todo lo que se hizo Chad finalmente puede alcanzar sus sueños y vivir una vida normal, como adolescente.</u> La decisión que tomamos fue difícil, pero ciento que no pudiéramos hacer una mejor elección con la ayuda del Dr. Brian.

—Teresa Gravesmill, madre de Chad, Ohio
Intacs ®, CK , Holcomb C3-R ® en 2010

Conozca Sus Opciones De Tratamiento Obtenga Un Reviso GRATUITO De Su Registros Medico por Dr. Brian

1. Solicite una copia de su examen de la vista más reciente con mapas de córnea de color (topógrafos) de su médico

2. Describa su situación en una hoja de portada con el mejor número de teléfono y correo electrónico para comunicarnos con usted

3. Escanear y enviar a: info@boxerwachler.com, o por correo a:

Boxer Wachler Vision Institute-KC Revisión de Registros
465 N. Roxbury Drive, Suite 902
Beverly Hills, CA 90210

Si tiene alguna pregunta, por favor llámenos al 310-860-1900. Despues del reviso de Dr. Brian, nos comunicaremos para comentar.

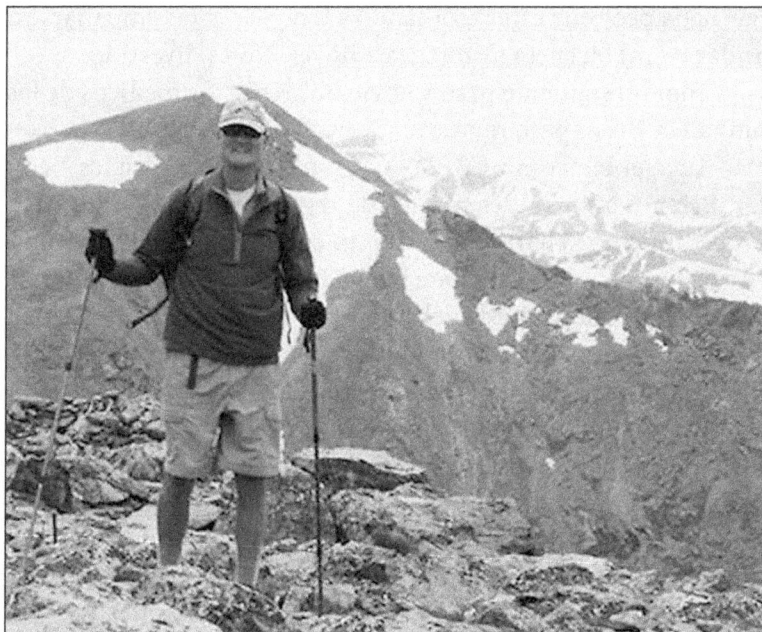

Convirtió Intolerante a Las Lentillas
y Necesitaba Una Solución

Antes que trataba mi queratocono el Dr. Brian, mi visión era en el mejor de 20/25 en el ojo izquierdo y 20/40 en el ojo derecho. Mi oftalmólogo local me puso las lentillas blandas "Saturn" con lentillas permeables de gas en el centro. Esta solución funcionó para unos pocos años, pero con el tiempo he desarrollado la conjuntivitis en los ojos.

Después de eso, traté de las lentillas permeables al gas, pero los sentí incómodos. *Me gusta esquiar, andar en bicicleta de montaña, senderismo/caminatas y jugar al golf.* Gafas trabajaron para mí la mayor parte del tiempo en casa y en el trabajo, pero <u>no</u>

hay nada peor que estar esquiando y tener las gafas empañarse o andar en mi bicicleta y empieza a llover. No es divertido.

Tomé el siguiente paso y envié mis registros médicos de los ojos a Dr. Brian para revisar.

Tuve el Holcomb C3-R ®, CK y tratamientos Intacs ® con Dr. Brian y unos meses más tarde regresé para la Visian ICL™ procedimiento. Ahora **veo 20/20 sin corrección en ambos ojos**. Mi visión cercana es bastante buena, puedo ver a mi monitor de la computadora y tablero del auto y por lo general puedo leer en buenas condiciones iluminadas (a menos que la impresión es muy pequeña) y sin gafas de lectura.

La primera vez que fui a esquiar después de la Visian ICL ™ — ERA INCREÍBLE. Podía ver a dónde iba, y no hacerlo solamente por sentido. ¡No hay más gafas brumosas en las pistas!

—Scott Macdonald, Colorado
Intacs ®, CK, Holcomb C3-R ® y Visian ICL en 2010

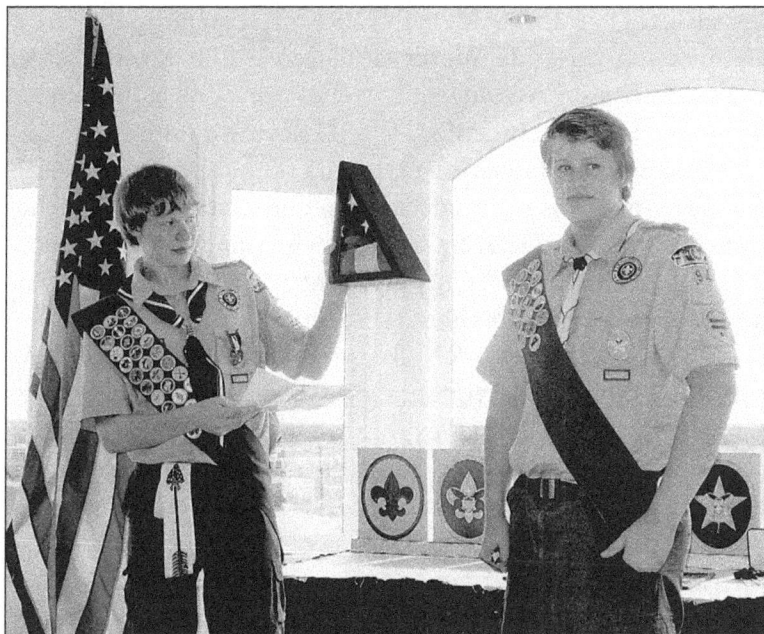

Por primera vez, ahora puedo ver en 3-D

Cuando tenía 12 años, mi visión se puso borrosa. Mi mamá intentaba obtenerme gafas, pero realmente eso no me ayudó a mi visión, así que no los use.

Un año más tarde, el oftalmólogo me diagnosticó con quera-tocono. Dijo que tendría que usar lentes de contacto para corregir mi visión y fui medido para lentillas desde ese día. *Un mes más tarde, después de mucho investigación, mi mamá me explicó lo que realmente queratocono era y que había algunos tratamientos disponibles que podrían salvar mi visión de empeoramiento.*

Ninguno de los dos fuimos dichos o incluso que algún día podría perder mi visión o necesitare de un trasplante de córnea.

ERA BIEN QUE TENíAMOS INTERNET. **Aprendimos sobre el Dr. Brian**. A través de Internet se enteró ella de Boxer Wachler Vision Institute y se contactó con ellos acerca de la posibilidad de conseguir el tratamiento C3-R ® Holcomb para mí.

Después de obtener una segunda opinión de un especialista de córnea, mis padres decidieron que recibir el tratamiento inmediato por Dr. Brian era mejor. Revisó mis registros médicos y recomendada Intacs ®, CK y Holcomb C3-R ®. Hicimos el viaje a California para recibir el tratamiento.

Tuve el Holcomb C3-R ®, CK y procedimiento Intacs ®. Estuve asustado in obtener el tratamiento y qué esperaré, pero todos fueron muy amables y nos explicaron todo muy bien.

Dos años después y mi visión es totalmente estable, por lo que el Holcomb C3-R ® está haciendo su trabajo. Tengo una buena oportunidad de manteniendo la visión que ahora tengo. Tengo nuevas lentillas ahora, *¡Y por primera vez, he sido capaz de ver una película en 3-D en el Teatro IMAX y ver REALMENTE en 3-D!*

—Robert Goes, Idaho
Intacs ®, CK Holcomb C3-R® en 2010

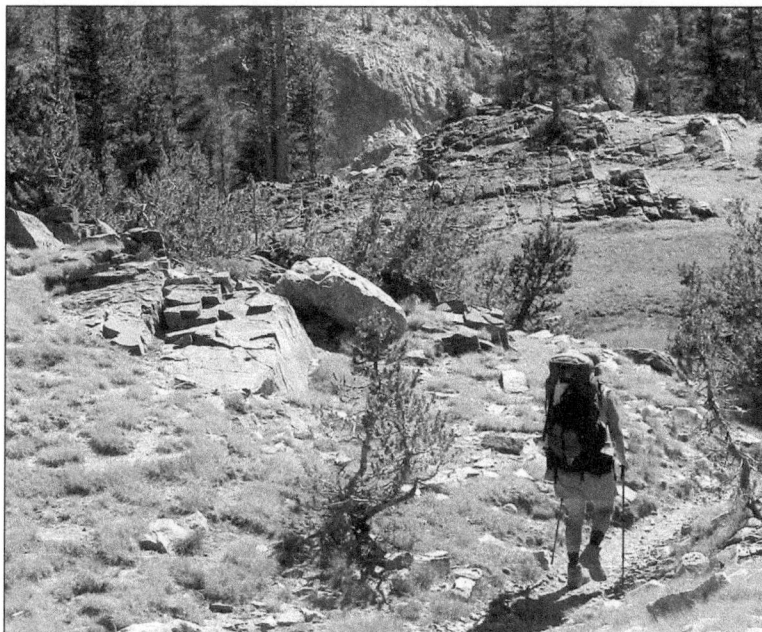

Rescatado se un Trasplante de Córnea

Hace unos 20 años, cuando me diagnosticaron con quera-tocono, la única opción era un trasplante de córnea. **Con el tiempo, yo estaba considerado casi ciego y "necesitaba" un trasplante.** Investigación reveló una alternativa: Intacs ®. Después de cuidadosa consideración, sometí al procedimiento. Intacs ® FUE SIN PROBLEMAS y con éxito, y <u>las hábiles manos del Dr. Brian mejoró mi visión y me salvó de un trasplante de córnea</u>.

—David Mathies, el sur de California
Intacs ® en 2004

ACERCA Brian S. Boxer Wachler, MD — "el GURU DE QUERATOCONO"

Dr. Brian es considerado como uno de los principales líderes de la sub-especialidad de queratocono. Su rol como el "médico de doctor "se ha ganado a través de su inquebrantable integridad y amplia experiencia. A menudo se le consulta por los otros cirujanos oculares que necesitan ayuda con un reto de pacientes o por los pacientes que necesitan reparaciones para cirugía de queratocono que realizaron anteriormente. Sus compañeros le vienen cuando necesitar cirugía ocular.

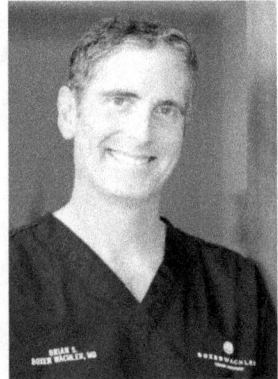

"Dr. Brian" S. Boxer Wachler

Además de ser certificado por la Junta <u>Americana de Oftalmología</u>, fue elegido miembro de la Cirugía <u>Refractiva Club International</u> (IRSC) / Club Internacional De Cirugía Refractiva, una sociedad de liderazgo de los mejores cirujanos refractivos del mundo. Antes de la fundación de Boxer Wachler Vision Institute en Beverly Hills,California, fue director del Centro láser refractiva de UCLA en el Jules Stein Eye Institute.

Dr. Brian fue el pionero en el uso de Intacs ® para el queratocono en los Estados Unidos en 1999 y desde entonces ha realizado varias mil procedimientos queratocono en pacientes de todo el mundo. Él publicó el estudio más grande sobre el tratamiento Intacs ® para el queratocono, que la FDA utiliza para su aprobación de Intacs ® para queratocono. Debido a su trabajo pionero, Intacs ® es ahora oficialmente reconocida como un tratamiento para el queratocono.

82

Dr. Brian fue el primer médico en los EE.UU., Canadá, Sur América, Asia, América Latina y Europa (excepto Alemania) para llevar a cabo el entrecruzamiento del colágeno corneal. **Después de usar colágeno corneal entrecruzamiento desde el año 2003, él tiene la MAYOR EXPERENCIA que cualquier otro médico en el mundo (a excepción de Alemania).** Él inventó el sistema de entrecruzamiento C3-R ® que no es invasiva con la recuperación de 1 día, en el año 2003.

Él es el jefe de redacción del libro de referencia *Manejo Modern de Queratocono,* que fue publicado por primera vez en 2008. Este es uno de los libros más detallados y ampliamente utilizados en la formación de médicos en todo el mundo. Este es el "**PRIMER**" libro para hacer a frente las alternativas al trasplante de córnea.

Él personaliza los procedimientos de queratocono para cada paciente para detener la pérdida devastadora de la visión, mientras realmente mejorando la visión y la calidad de vida.

Dr. Brian recibió en 2010 el Premio Homenaje Vivo de Jules Stein **para la realización del tratamiento salvadora de la visión, entrecruzamiento C3-R en el atleta Olímpico de EE.UU., el piloto de bobsled Steve Holcomb.** Restauró su visión, lo que le permitió ganar la medalla de oro en los Juegos Olímpicos del Invierno 2010 en Vancouver- la primer medalla de oro del Equipo de Bobsled estaudiense en 62 años. Posteriormente Dr. Brian renombró el procedimiento el sistema de entrecruzamiento de Holcomb C3-R ® en honor a Steven Holcomb, que atrajo la atención mundial a este tratamiento visión preservando la visión.

Muchos de los logros del Dr. Brian, publicaciones y menciones se pueden encontrar en Internet. Pruebe a escribir "brian boxer wachler" en su motor de búsqueda favorito.

Experiencia Profesional

- Boxer Wachler Vision Institute, *Director (posición actual)*
- Clínica De Reparaciones complicadas para pacientes referidos, *Director (posición actual)*
- UCLA Refractiva Laser Center, *Director*
- Cirugía Refractiva Residente y becas de capacitación, Jules Stein Eye Institute
- Clínica de Cirugía Refractiva, de la Universidad de Kansas Medical Center, *Director*

Educación y Formación

- Centro Médico de la Universidad de Kansas, *Beca universitaria en Refractiva y cirugía corneal*
- Universidad de Saint Louis Instituto Ocular, *Residencia en oftalmología*
- Escuela de Medicina de Dartmouth, New Hampshire, *doctor en medicina*
- Universidad de Edimburgo, Escocia, *Becario de Rotarios Internacional*
- Universidad de California, Los Angeles, *Licenciatura en Ciencias en Psicobiología*

Honores y Premios

- Premio Homenaje Vivo de Jules Stein para invitación del sistema de entrecruzamiento de Holcomb C3-R®
- Premio secretarían de la Academia Americana de Oftalmología
- Los 50 Mejores líderes de opinión en Cataratas y Cirugía Refractiva
- Elegido como uno de los Mejores Doctores en América

- Elegido como uno de los mejores oftalmólogos de Estados Unidos, Consejo de Investigación de Consumidores de América
- Premio Superior de Logro Profesional de la Academia Americana de oftalmología
- Sociedad Internacional de Cirugía Refractiva (ISRS) anual simposio, *Vice-Presidente*
- Implante Intraocular y Sociedad de Cirugía Refractiva De La India, *Medalla de Oro para su Contribuciones Profesional científica*
- Premio Nacional de Oftalmología Distinguido
- Elegido al Club Internacional de Cirugía Refractiva (IRSC),
- Bausch & Lomb Pharmaceuticals, *Premio Beca de Viaje para Jóvenes Investigadores*
- Universidad de Saint Louis Eye Institute, *Premio de Estudio*
- ISRS, Beca Residencial Extranjero

Liderazgo Intelectual

Dr. Brian es un líder en la vanguardia de los tratamientos de queratocono. Él es confiado por los pacientes, colegas y por el gobierno estatal y federal. El Departamento de Defensa y Ejército de Estados Unidos recientemente reconoció Dr. Brian por sus contribuciones científicas.

- Intacs ® ensayos clínicos, *investigador de FDA (Administración de Drogas y Alimentos)*
- Lentes intraoculares fáquicas (lentes de contacto implantables) ensayos clínicos, *investigador FDA*

El Dr. Brian juega un papel fundamental en el campo global de corrección de la visión. Su trabajo ha cambiado la forma de como cirujanos realizan los procedimientos la corrección de la visión.

Brian S. Boxer Wachler, MD

- Estableció en el sector las directrices para LASIK para prevenir halos y resplandor y disminuir el riesgo queratocono
- Ampliamente publicado en la literatura científica para la innovación en el campo
- Pionero de Intacs ® para el queratocono
- Centro De Queratocono, *Junta Directiva*
- Comité de Comunicaciones de la Sociedad Internacional de Cirugía Refractiva, la organización global de más de 2500 córnea / refracción cirujanos, *Presidente*

Apariciones de medios

Dr. Brian ha tenido un número considerable apariciones en los medios como experto destacado en los medios de comunicación locales y nacionales. He aquí unos cuantos de ellas:

Televisión:

The Today Show, Th e Doctors-Dr. Phil Producción, EXTRA, Good Day LA, y Dr. Drew's Lifechangers Dr. Drew's, NBC Nightly News, NBC News, ABC News, CBS News, FOX News, CNN News, y producción de PBS American Health Journal (Diario Americano de la Salud).

Radio:

National Public Radio (NPR), KNX News, KFWB Noticias

Prensa:

Los Angeles Times, New York Times, Wall Street Journal, Time Magazine, Newsweek, U.S.News and World Report, USA Today, AOL Health, la revista Shape, y Forbes.

Dr. Brian realizó cirugía VIVO en para NBC Today Show en frente de millones de espectadores. Después de que "palpitante" experiencia, hizo una película documental debido a los increíble eventos hechos DETRÁS DE LAS ESCENAS. **Para ver esta película entretenida que fue mostrado en un festival de film, por favor vaya a www.boxerwachler.com/ movie.**

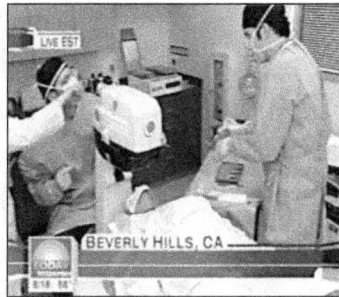

No creerá lo que pasó detrás de las escenas en el Today Show.

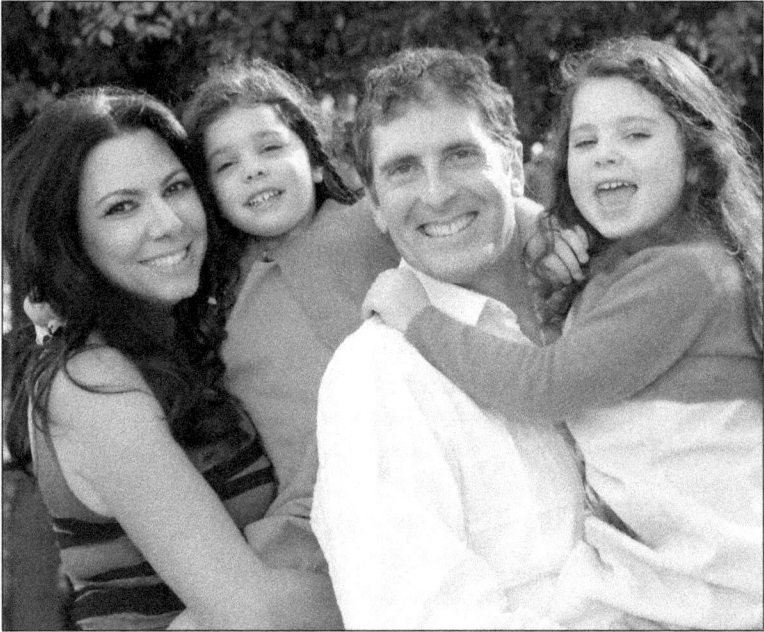

Más sobre Dr. Brian

D r. Brian ha estado casado durante 19 años con Selina, a quien se reunieron en la universidad en el campamento de verano donde eran consejeros. Él se refiere a ella como su "cariño de campo de verano."

Tienen dos hijas gemelas fraternas, nacidas en 2006. Dr. Brian es un "hombre de familia" y se lleva todos los lunes tarde libre de la oficina a recoger a sus hijas a la escuela.

Dr. Brian da a la comunidad y apoya a varias organizaciones sin fines lucrativos, incluyendo Boys and Girls Clubs of America, Make-A-Wish Foundation, Wounded Warrior Project, entre otros. Él fundó la organización de caridad Giving Vision y el programa Homeless Not Sockless en donde dona fresca, nuevas calcetines a las personas sin hogar.

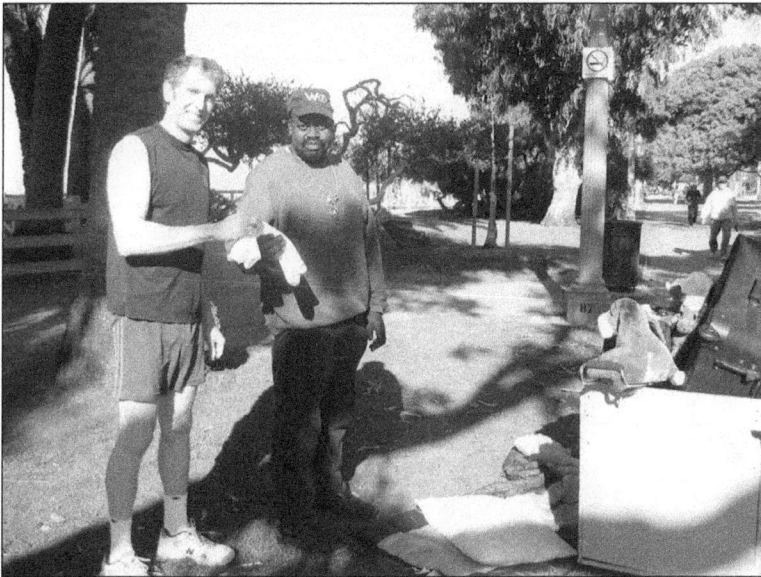

Dr. Brian dando nuevos calcetines para las personas sin hogar en Los Angeles como parte de su Programa "Homeless Not Sockless."

Como ex atleta universitario en los equipos de la tripulación (remo) a UCLA y la Universidad de Edimburgo, el Dr. Brian todavía goza de remo y competir en competiciones locales y nacionales. Él recientemente ganó la medalla de bronce en el Campeonato Maestro Estadounidense de Remo Nacional.

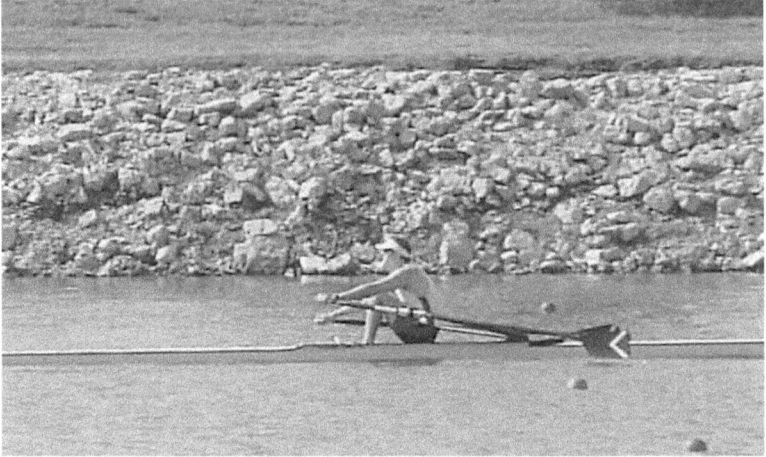

Dr. Brian competiendo en el final de Campeonato Maestro Estadounidense de Remo Nacional.

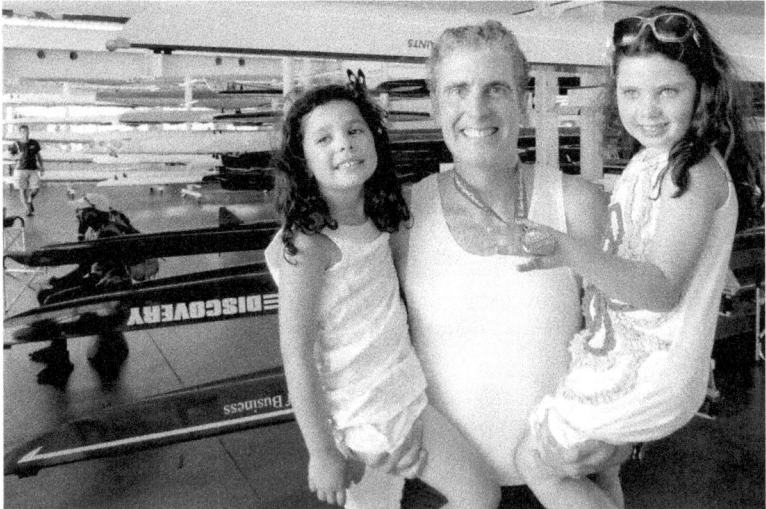

¡Con la medalla de bronce y dos "medallas de oro" en cada brazo!

Cómo Hemos Conquistado Queratocono

LA CARRERA

Escrito por Beth Barnes, madre de Ian Barnes, Ohio,
Holcomb C3-R ® y Intacs ® en 2012

ANTES QUE EL SOL DESPIERTA
Y LAS AGUILAS TOMAN SUS VUELO
LO ENCONTRARÁS EN SU REMO
EL HOMBRE QUE DA LA VISTA ATRÁS

LA OSCURIDAD EMPIEZA APARECER A LA LUZ
LA NIEBLA COMIENZA ALZARSE
EL PRINCIPIO DE OTRO DÍA
PARA USAR SU REGALO ESPECIAL

TRABAJA CON TAL PRECISIóN
JUNTO A SU EQUIPO TALENTOSO
PARA GANAR ESTA CARRERA PRECIOSA DE LA VISTA
PARA VER EL MUNDO NUEVO

Y CUANDO EN LA OSCURIDAD
CUANDO EL SOL SE PUESTA
OTRA CARRARERA SE GANÓ
MAÑANA SERÁ OTRO DÍA
SU TRABAJO TODAVIA NO SE TERMINÁ . . .

¡DVD O LIBRO GRATUITO DE QUERATOCONO!

Hay tres maneras de reclamar su DVD o un libro gratuito de Queratocono.

Para recibir su DVD gratuito de *MANEJO MODERNO DE QUERATOCONO* o el más reciente Dr. Brian libro *DOMINIO DE ENTRECRUZAMIENTO COLÁGENO PARA QUERATOCONO,* por favor:

Por favor, envíe este formulario a: 310-860-1902 o

Envíe por correo este formulario a: 465 N. Roxbury Drive, Suite 902, Beverly Hills, CA 90210, o

Llame al 310-860-1900

¡SÍ! Me gustaría recibir mi copia gratuita del

(MARQUE SOLAMENTE UNA)

❏ DVD *MANEJO MODERNO DE QUERATOCONO*

❏ Último libro de Dr. Brian *DOMINIO DE ENTRECRUZAMIENTO COLÁGENO PARA QUERATOCONO*

Nombre   Apellido

Domicilio

Ciudad/Estado/Provincia/Código

E-Mail